肌內效魔法貼

圖解40種
常見生活、職業、運動傷害
貼紮手法大公開

林冠廷、蕭宏裕／著

紀政 中華肌內效協會理事長／專業推薦

　　1997 年肌內效貼布的共同發明者日本加瀨建造先生，到了台灣來找到我，向我介紹這個肌內效貼布，當時的我半信半疑，但當加瀨先生使用肌內效貼布讓我原本無法舉臂的五十肩，可以在貼完貼布後立刻舉起的那一剎那，我就認定這是一個非常好的產品與技術，當下決定將這個產品引進台灣，造福每個台灣的朋友。

　　為了讓更多人知道這個神奇貼布的效果，我還帶著加瀨先生去找運動防護界的大師——楊天放老師向他介紹這個貼布，也用肌內效貼布向當時台灣田徑界的彈簧腿——乃慧芳先生示範貼紮，一直困擾他的腿傷……。一直到現在，肌內效貼布在台灣已經是很普遍的產品了，不只是在運動場上我們可以看到五顏六色的貼布貼在運動員身上，在很多的醫院診所也有很多專業人士在用肌內效貼布處理病患。

　　自從 2008 年起成立了「中華肌內效協會」之後，積極推廣肌內效貼紮技術，現在很多學生都可以在校園內學習到肌內效課程，一般民眾也能夠藉由各地的貼紮課程，將肌內效運用在一般生活常見的症狀上，例如：落枕、腰痠背痛等症狀。能夠藉由這個肌內效貼布幫助到大家解決問題，真的是我最高興的事情！

　　這本書和市面上一般的貼紮書籍不同，是我們「中華肌內效協會」自己出的書，除了有一般生活貼紮之外，更加入了運動傷害與運動表現的貼法，讓大家在運動的時候更能有效的保護自己的身體。此外，還附上了「中華肌內效協會」的一些相關歷史，讓大家更認識我們協會，希望未來在世界各地，能夠有更多的人因為肌內效貼布而受惠，我誠摯的推薦這本書給每位注重健康、愛好運動的人們。

中華肌內效協會理事長　純政

作者序

　　「社團法人中華肌內效協會」成立於 2008 年，肌內效協會不僅是臺灣最早引進日本肌內效貼紮技術的協會，更是台灣唯一致力於推廣肌內效貼紮技術的協會。

　　近年「中華肌內效協會」更建立國際貼紮技術系統與支援國內各項運動賽事的貼紮服務，讓貼紮教育更深入民眾與學術界，在協會長期推廣下，各級學校、機關團體都開始學習貼紮技術。2011 年肌內效協會所出版《肌內效巧手貼》不僅在台灣成為教材，更在日本、新加坡、印度與大陸地區成為指定參考書。

　　本人加入「中華肌內效協會」之後，除致力於肌內效貼紮教育推廣之外，更積極整合亞洲及歐洲肌內效貼紮之技術，尤其是參與 2015 年在台北舉辦的國際肌內效研習會，了解國人對肌內效貼紮的要求，今以日、韓、印度結合台灣貼紮教材為藍本，於 2016 年推出這本精簡版的《肌內效魔法貼》，協助民眾輕鬆學習、快速上手、貼出預期的療效！未來肌內效協會將秉持追求創新著越的企業精神，繼續引進更優質的肌內效貼紮技術，造福國人。

　　這本書的問世實屬不易，特別感謝「中華肌內效協會」理事長紀政女士一直以推廣教育為理念在相關事務上不遺餘力的推動；感謝秘書長鄭樹恩先生給予我相當大的發揮空間，支持我的理想；感謝前副秘書長陳昶綸先生，與我一起我征戰世界各地，永遠給我最可靠的建議；感謝公司總監鄭暐先生，永遠耐心傾聽與我一起討論想法並且確實執行；感謝與我一同寫書的蕭宏裕老師，總是用最睿智的角度與親切的話語指正我需要加強的地方，讓我在合作過程中成長很多。

　　最後，感謝我的家人，無論我做什麼決定總是給我最大的支持，也特別我的老婆亞萱全職照顧未滿週歲的女兒，讓我無後顧之憂的衝刺。

中華肌內效協會副祕書長　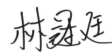

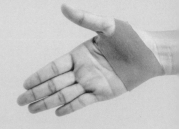

目錄 CONTENTS

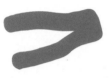

chapter **2** ▶ ## 肌內效臨床應用：
日常生活篇

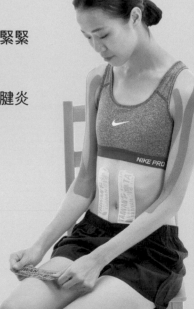

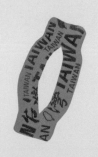

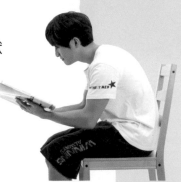

chapter **3** ▶ **肌內效臨床應用：
運動傷害篇**

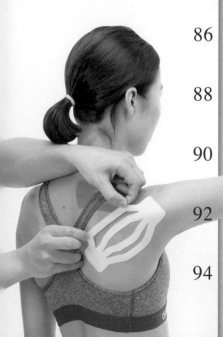

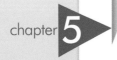

chapter **1**

貼紮原理與
使用方法

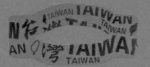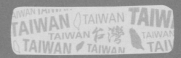

肌內效貼布的構造與組成

肌內效貼布是由高科技棉織布、彈性纖維絲與專利黏膠所組成。肌內效貼布的透氣性、延展性及黏著性是所有同類產品中品質最好的貼布。

肌內效貼布的彈性纖維絲，各家產品的配方不同。而日東公司的肌內效貼布，在該公司的精心調配下，呈現最理想的張力強度，這項特質讓貼布具有極佳的延展性及彈性，不論是延展至原長度的140%或輕輕的平貼在表皮上，都能讓使用者活動自如，完全沒有約束感，更不會影響運動表現。

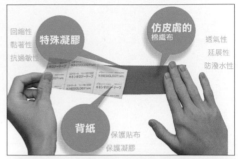

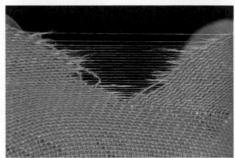

貼布的品質與彈性纖維絲密不可分。日東公司彈性纖維產品，是全球同類產品的佼佼者。

日東公司所生產之肌內效貼布的專利黏膠，不含乳膠與任何藥物成分，是同類產品中抗敏感性最高的。在黏貼時，貼布會受到摩擦而產生熱能，這種微弱的熱能能讓膠質活化，大幅強化粘貼度，因此日東的專利黏膠可稱得上一種「熱感膠」。但要注意的是，肌內效貼布的環境溫度不宜超過 50-60℃。因此在泡溫泉時，千萬不要使用肌內效貼布。

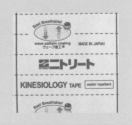

貼紮原理

≫ 下水道理論

　　貼布的黏著性會對皮膚產生拉提作用，讓皮膚產生皺摺，這些皺摺會讓皮下組織產生空間與方向的變化，使得筋膜張力與組織液的流動發生變化；這種皺摺功能就像「下水道」一樣，具有疏通的作用，讓原本循環不良的組織液或淋巴液，得以加速流動。此外，貼紮也可以改變皮下組織溫度，達到降溫與消炎的效果。貼布、皮膚與筋膜，三者所產生的交互作用是貼紮技術的精髓所在。

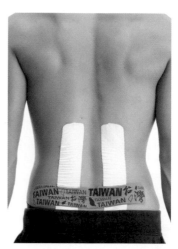

貼布可以拉提皮膚、產生皺摺，促進局部循環。

≫ 彈簧理論

　　貼布就像彈簧一樣具有彈性，當物體往前彈出時，會有相反方向的彈力將之回縮。肌肉也具有類似的生理特性，肌肉貼布就是利用回縮（牽拉）作用來強化或鬆弛肌

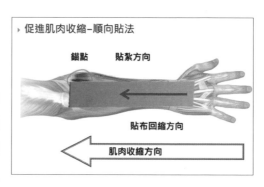

肉。意即：若貼布回縮方向與肌肉收縮方向相同，則能促進肌肉收縮；反之，若貼布回縮的方向與肌肉收縮的方向相反，則會產生牽拉肌肉的效果使得肌肉鬆弛。掌握這個簡單的原則，就可以快速的鬆弛僵緊的肌肉、或促進肌肉收縮效果，提升運動表現。

≫門閥止痛理論(Gate control theory)

　　當組織受傷，體內的疼痛接受器受到刺激，疼痛訊息會立即湧向脊髓，再傳向大腦。脊髓的某些神經傳導路徑就像一道門閥(安全瓣)一樣，要是這扇門完全敞開，則所有痛覺會一湧而上，人體就會感受到劇烈疼痛。要是這扇門可以關小一點，則上傳的訊息量也跟減少，疼痛感也會下降，此即門閥理論。

　　如何將這扇門關小一點？最簡單的方法就是：找到另一群資訊將「門」堵住！肌肉中的高氏肌腱器、肌梭、機械受器等感覺接受器，在受到壓迫、牽拉或伸展時也會被激發而送出感覺訊息，往上經由脊髓，再傳到大腦。我們可以利用這類傳入性訊息（傳入大腦之意）將疼痛訊息「堵」在脊髓。這也是就為什麼當我們覺得肩頸不舒服時，會下意識的加以按摩，因為按摩或揉捏的動作會刺激這類受器，產生傳入性訊息。肌內效貼布也可以產生壓迫、牽拉肌肉的效果，因此可以有止痛的功能。

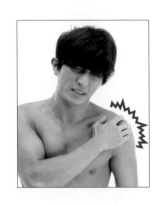

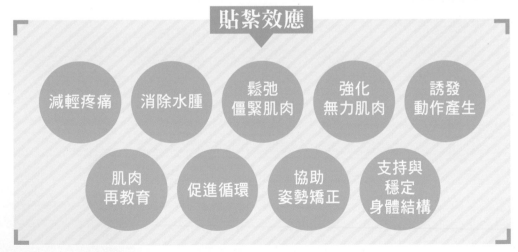

貼紮效應

減輕疼痛　消除水腫　鬆弛僵緊肌肉　強化無力肌肉　誘發動作產生

肌肉再教育　促進循環　協助姿勢矯正　支持與穩定身體結構

剪裁方法與使用時機

》貼布形狀

I 型貼布

這是最常運用方式，不用任何剪裁，只要截取適當長度，再配合不同的延展長度就可以產生不同程度的拉力，用來鬆弛或強化肌肉、保護或支撐身體結構。

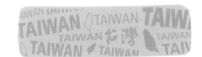

Y 型貼布

常用於較大面積的肌肉或大範圍區域，例如：三角肌、大腿後肌、股四頭肌等。

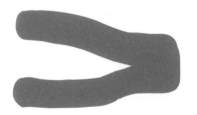

X 型貼布

通常用於激痛點處理，例如網球肘、高爾夫肘或肩胛內側的疼痛（膏肓痛）。

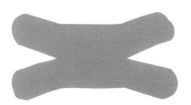

O型貼布

通常用來支撐、包覆或保護患處，例如：用在拇指關節，可以舒緩壓力並避免過多的關節活動。

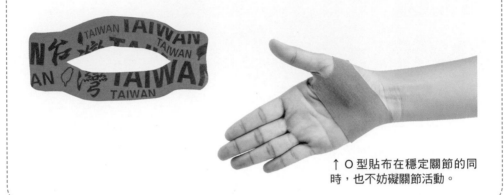

↑ O型貼布在穩定關節的同時，也不妨礙關節活動。

爪(扇)型貼布

主要用來促進局部組織循環、與鬆弛組織張力，因此對於消腫、或鬆弛僵緊的肌肉或筋膜非常有效。

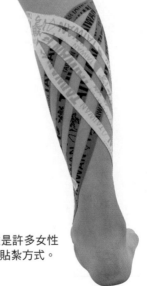

→小腿消腫是許多女性朋友喜愛的貼紮方式。

燈籠型貼布

燈籠貼布能提供I型貼布的方向性與支撐性，以及爪型貼布促進循環的效果，是一種非常好用的廣效性貼法。當患處需要同時顧及消腫與鬆弛（或強化）作用時，燈籠貼布就是最好的選擇。

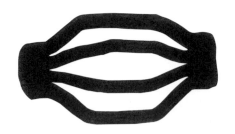

方塊貼布

方塊貼布就是「一個方格大小(5×5公分)」的貼布，通常用於誘發肌肉的收縮。這是一種看起來簡單，卻不容易操作的技術，常見的時機包括改善三角肌或小腿後肌無力。

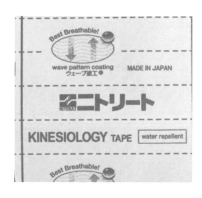

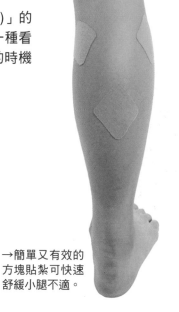

→簡單又有效的方塊貼紮可快速舒緩小腿不適。

牽拉方向與作用方向

　　貼紮的原理與效應，一般民眾或許不易瞭解，但是操作原則卻十分容易，只要掌握幾個原則就能輕鬆上手，貼出預期的療效。以下方所示的貼布為例，藍黑色的點代表固定點，也就是錨點（Anchor），若將貼布往左側延展（藍色），則會產生相反方向的回縮力量（紅色）。可以想像貼布就像一條橡皮筋，將一端固定，另一端拉長時，就會產生相反方向的力量將之拉回。

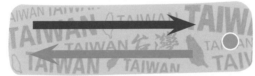

若在同一部位使用多條貼布時，就得考慮所有貼布所產生的合力方向為何？如此才能產生最大的效應。

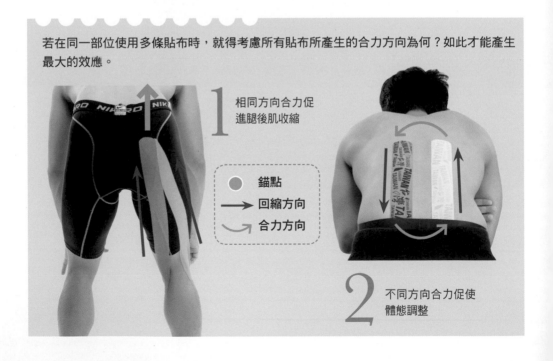

1 相同方向合力促進腿後肌收縮

● 錨點
→ 回縮方向
↻ 合力方向

2 不同方向合力促使體態調整

延展長度與作用力大小

　　肌內效貼布內含彈性纖維絲，因此在一定範圍內，拉得愈長，作用力愈大，產生的效應與使用方式也有不同。務必注意一個原則：「不是拉力愈大愈好！」不同的狀況有不同的使用方法。最好的情形是：使用者應先瞭解與評估使用目的與被貼紮對象的狀況，再決定使用方式。

長度與拉力大小請參考以下圖表：

增加長度	拉力大小與使用時機
10%	就是貼布原本在背紙上的拉力，稱為自然張力，常用於消腫。
30% 以下	通常稱為輕度拉力，通常用於促進／放鬆肌肉。
30~50%	稱為中度拉力，通常用於支撐組織。
50% 以上	稱為強度拉力，通常用於固定與矯正作用。

長度、拉力大小與使用時機

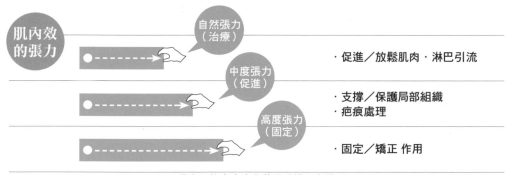

長度、拉力大小與使用時機示意圖

　　一般狀況下不建議使用過大的拉力，主要是因為拉力過大對皮膚的刺激較大，容易引起不適、過敏甚至起水泡，若需使用較強的拉力，建議換成一般的白色運動貼布 (Athletic Tape，白貼) 效果較佳。實際運用方式，一定要在「不違背貼紮注意事項與使用原則」的情形下，針對被貼紮者的需求加以調整，切忌所有情況都用同一種貼紮模式。

貼紮技巧

≫ 常用剪裁方式

　　共有I型、Y型、X型、O型、爪型、燈籠型等六種。這些形狀的貼布在應用上較為簡單，通常為針對單一目的而使用，例如：消腫、止痛等。

1　單向牽拉法：固定一端，拉長另一端，主要用於I型貼布。

2　雙向牽拉法：將貼布的紙背從中撕開，再將將貼布兩端往兩側牽拉，常用於I型或X型貼布。

3　Y型貼法：可包覆較大範圍的肌肉，大多數的狀況下，固定端（錨點）為未開口端。

4　爪形貼法：順勢將整個紙背拉開，再個別調整每個爪的方向與強度。與Y型貼法一樣，固定端（錨點）通常是爪型貼布的未開口端。

5　O形包覆法：同單向牽拉法，先固定一端，再將貼布環繞目標部位，屬於較高技巧的運用。

6　燈籠貼法：同單向牽拉法，先固定一端，再拉長另一端並將之固定。固定後將中間切開的數條貼布，稍微拉開再貼牢（空隙要平均）。請注意：兩端不要拉得太緊，否則中間的貼布會不易分開。

≫ 特殊貼紮技巧

　　主要使用於特殊或複合性狀況（例如：需同時強化肌力與穩定關節），此時可能得將貼布裁成特殊形狀，或以重疊、多變的方向來解決問題，例如：方塊貼法、螺旋貼法、環狀貼法、米字貼法、交叉燈籠型、多

交叉燈籠型、M字型、川流型、編籃型、漩渦型……等。這些技術在操作上較為複雜，我們將在後續章節中加以介紹。

1 　重疊法：可分為某一端重疊或某側邊重疊。

2 　螺旋貼法：這類貼布一般較長，通常需跨越兩個關節或環繞某個部位，因此關節角度或肢體的擺位非常重要。螺旋貼法同單向牽拉法，只是在環繞關節或患處時要抓好「壓貼時機」，才不會有的地方拉得很開，有的地方沒有拉開，形成鬆緊不一的情形。

≫ 重疊法的事項注意

使用重疊法的時候，重疊的貼布不可超過三層，否則會喪失刺激皮膚的精確性，增加過敏可能性。

特別注意貼布之間的空隙

貼布交錯程度較多的時候（例如：兩個爪型交疊），須特別注意貼布之間的空間。這些空隙容易因為肢體動作的擠壓而造成壓力不均的現象，發生這種情形輕則發癢，重則甚至有起水泡或破皮的可能，操作者應特別注意。

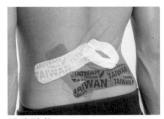

過度貼紮

避免鬆緊不一的情形

愈長的貼布，愈容易發生這種情形，最好的方法是固定端貼牢之後，將整個貼布一次拉到定點固定好，之後再用毛巾或衛生紙輕輕壓

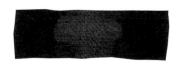

平整條貼布。鬆緊不一的貼布，細看之下會發現網眼大小不一的情況。

貼布在各種領域的應用

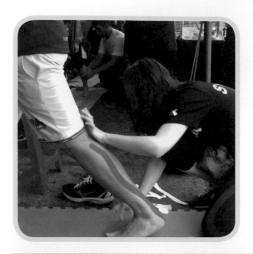

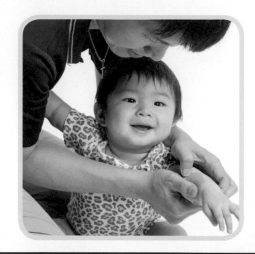

≫運動領域

≫兒童治療

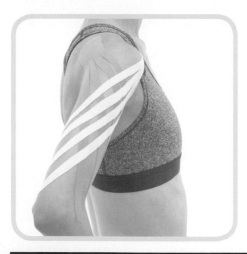

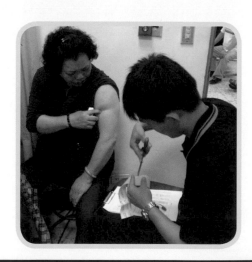

≫淋巴水腫

≫肌肉骨骼系統疼痛症

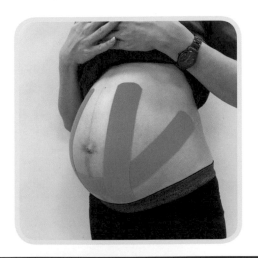

^孕婦

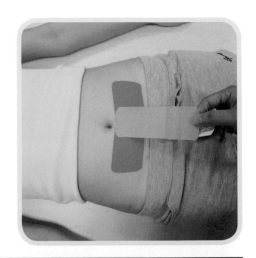

^女性生理痛

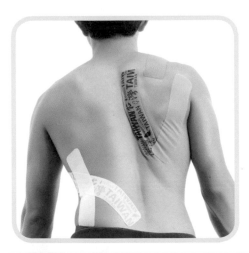

^脊椎疾病

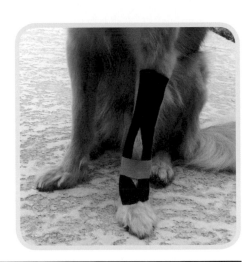

^動物治療

肌內效使用要點

≫ 貼紮前注意事項

1 適當評估被貼紮者的問題。

2 確認貼紮目的與剪裁方式。

3 清潔皮膚，最好能用清潔用品或酒精將貼紮部位清洗乾淨，如此可減少過敏機會，增加黏貼性，尤其是皮膚上有汗水或過於油漬的情況，更要小心。

4 準備鋒利的剪刀或購買貼紮專用剪刀；不夠鋒利的剪刀，會將邊緣剪得支離破碎，如此的貼布一不小心就容易撕斷。貼紮用的剪刀，不要再用於其他用途，以保持其鋒利性。刀鋒上若有黏膠時，要在使用後立即清除。

5 剪裁好之後，再將四個角落剪掉，如此可以減少刺激皮膚，以及降低因為摩擦而脫落的機會。

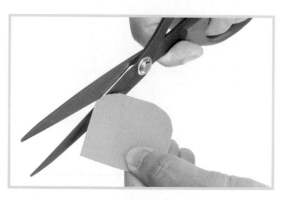

將貼布邊緣修圓，不只美觀，
更能避免貼布脫落。

》貼紮過程重點

1　依據不同之目的與貼法，將貼紮部位做適當擺位（Positioning）。一般來說，伸展擺位是最常使用的姿勢，進一步的擺位法我們將在後面的章節中一併加以介紹。

2　貼好之後，盡量不要用手指直接按壓貼布；這是因為手指的接觸面小且不平均，會影響平貼穩度，一不小心就容易將貼布拉起來。建議使用毛巾或衛生紙輕輕壓敷，如此的平貼度最好，降低因沾黏在手上而被拉起來的風險。

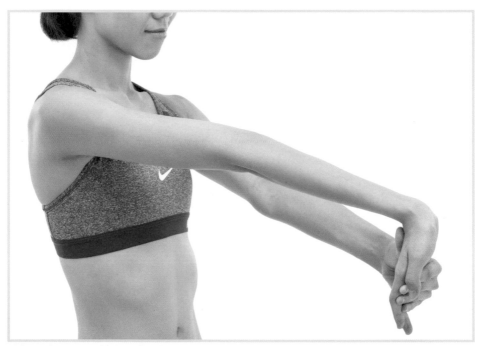

貼紮前臂屈肌時，配合伸展姿勢，效果更佳。

≫貼紮後注意事項

1 貼紮後，儘量不要用手指或手掌直接按壓肌內效貼布，因為手指或手掌的接觸面較小而不平均，建議用毛巾或衣服（接觸面較大、也較柔軟）將貼布輕輕壓平。

2 常溫下日東公司的肌內效貼布可使用2～3天，肌內效EX則為5～7天。

3 潮溼與高溫的環境容易滋生細菌，因此運動或大量流汗之後，要立即更換貼布。臺灣地處亞熱帶，環境較日本等高緯度地區潮溼，更容易滋生細菌，因此只要感覺紅、腫、搔癢或有不適現象，請立即撕除。

4 撕除之前最好用水將貼布浸溼，較為好撕。撕掉的過程中，最好雙手同時動作，先固定或輕壓體表（貼布外緣，沒有貼到之處），再慢慢將貼布拉起。貼布使用一段時間之後，會緊緊黏住皮膚，因此千萬不能急速拉開，否則容易造成破皮。

5 貼布表面有少許的排水功能，只要不直接浸泡在水中，洗手或沖澡都不影響貼布效能。洗手或沖澡之後，盡可能以毛巾、手帕或衛生紙輕拍或吸乾。此外，亦可利用吹風機吹乾，但只能使用冷風，切不能使用熱風，否則會發生溶膠現象，使得貼布剝落。

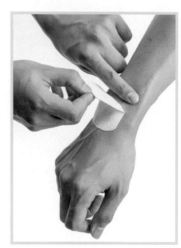

6 長期使用貼布者，建議在兩次貼紮之間至少間隔24小時，讓皮膚有足夠的休息與復原時間。

撕除貼布的方法

貼紮禁用狀況

當出現以下情形時，請勿使用貼布，以免造成進一步傷害，對於被貼紮者所產生的症狀有任何疑問時，務必請教專業醫師、物理治療師或運動傷害防護師。下列圖表僅列出部分禁忌症供讀者參考。

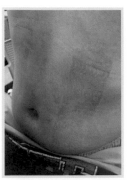

皮膚因貼布過敏的情況

另外，若被貼紮者對於各類型貼布都有適應不良的紀錄，可以先試貼一小塊，經30分鐘後，若沒有不良反應，再進行較大範圍的貼紮。測試時間可依使用者的情形加以延長。日東公司所生產的肌內效貼布是所有同類產品中過敏性最低的，然而根據經驗，不論何種廠牌的貼布，仍會有極少數使用者會有過敏情形。

1	2	3
皮膚紅腫、發癢、過敏等各種皮膚炎與皮膚病	開放性傷口	惡性腫瘤

4	5	6
急性感染	深層靜脈血栓	糖尿病患者；為避免傷口不易癒合，切勿使用拉力太大的貼法。在撕掉貼布時更要小心，不要造成破皮

貼紮Q&A

 如何知道使用者皮膚對貼布是否過敏？

A：剪下一格貼布，貼在肚臍附近或手肘內側的皮膚上，經30分鐘後觀察是否有搔癢、發紅等過敏現象。如果有類似反應就很可能會對此貼布過敏，使用上必須特別注意，或換成過敏性更低的貼布使用。測試時間可依使用者的情形加以延長。

 重複交疊貼布效果是否更好？

A：一般來說，不建議讓過多貼布交疊在一起，這樣不但會影響貼布的黏著性，也會增加皮膚損傷的可能。此外，若要將不同形狀的貼布使用在同一部位時，建議將裁得較細的貼布貼在最下層（最貼近皮膚的一層，例如：六爪、五爪或燈籠貼布）；剪裁愈少的貼在愈外層。

 發生運動傷害時，應先貼紮？還是先冰敷？

A：應先貼紮再行冰敷。受傷時患處溫度升高，有利於增加黏貼度；貼布可以在皮膚上產生皺摺，有促進循環的功用。因此，先貼紮再冰敷，可以讓貼布與冰敷的效果發揮到極致。

貼紮如果貼超過三天的話會如何?

A：使用者如果沒有出現不良反應則可繼續使用，最長雖可達7天，但通常不太建議這麼做！臺灣位處亞熱帶，空氣潮溼容易滋生細菌，因此使用時間盡量不要超過24小時。運動或大量出汗後，也要立即更換貼布。時常更換貼布，也有利於皮膚清潔與衛生的保持。

 顏色不同，功能也不一樣嗎?

A：儘管有顏色上的不同，但是貼布組成與製作流程完全一樣。以色彩學來說，藍色具有鎮靜、安撫等作用；黃色能讓人心情愉悅；紅色有激勵、鼓舞的效果；黑色可聚熱、吸熱，因此有人認為黑色使用在運動員身上，可加速暖身，讓貼布在運動中不易脫落。色彩學理論實屬見仁見智，使用者可依據需求選擇適合的顏色即可。

 那裡可以學習肌內效貼布貼紮法?

A：中華肌內效協會定期在各地舉辦入門與進階課程，相關資訊請隨時關注官網www.kinesiologytaping.org.tw。

chapter 2

日常活動篇

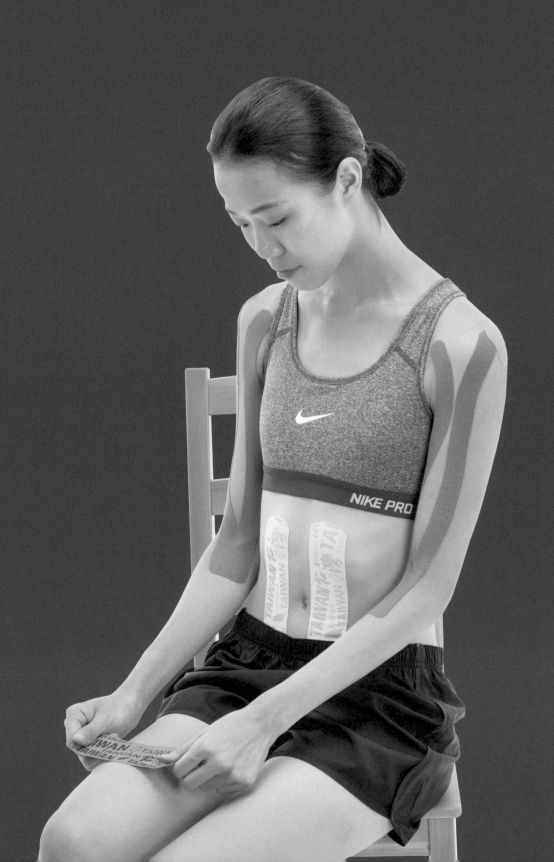

落枕是一種很常見的頸椎小面關節症候群。一般人常因為睡姿、枕頭高度或原先已存在的頸椎問題而引發。常見的情形是：一覺醒來，頸部（單側或兩側）出現嚴重的僵緊與疼痛；疼痛範圍甚至會漫延到上背。檢查會發現頸部或上背肌肉有觸痛感，淺層肌肉也會有痙攣、僵硬的情形，嚴重時，甚至有硬塊或條索的形成，劇烈的疼痛幾乎限制所有頸部活動。落枕貼紮的重點在於放鬆肌肉與消除疼痛，若症狀持續惡化，務必尋求專業醫療的協助。

落枕

最近天氣轉冷，今天早上黃小姐醒來的時候，突然覺得右邊脖子愈來愈痛、愈來愈緊。幾分鐘之後，她已無法將頭轉向左邊，因為似乎整個右頸與右上背的肌肉將她的脖子緊緊拉住，當她試著用力轉動時，竟然引發觸電般的劇痛。上班時間快到了，她不得不緩緩地從床上爬起，走進浴室準備盥洗，卻發現連刷牙洗臉都有困難。動彈不得的她只好向公司請假，趕緊到醫院報到。檢查結果頸椎部分沒有問題，而是頸部與肩帶肌肉過於僵緊，影響了頸椎小面關節的活動。

準備貼布

長度：3格
數量：1

長度：2格
數量：1

貼紮步驟

步驟 ① 以上胸椎為錨點(約在兩邊肩胛上緣連線的高度)，將Y型貼布由下往上拉貼到髮際線下方。

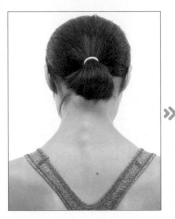
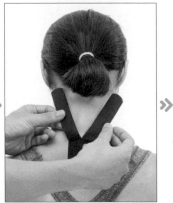

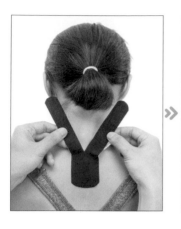
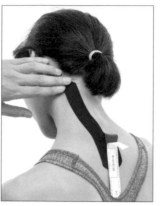

Tips

在貼紮時，要避免貼到頭髮，建議留長髮者可先將頭髮整理好，往上紮。

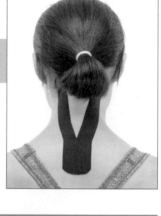

 步驟 2 注意貼時避免貼到頭髮。

 步驟 3 將I型貼布從中撕開，直接壓貼在痛點，用以止痛並穩定頸椎。

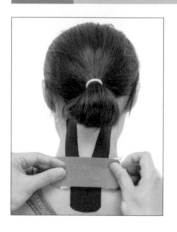

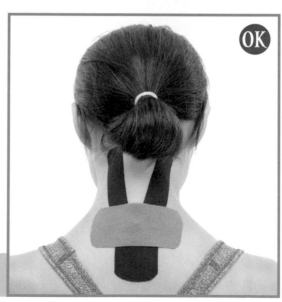

OK

 步驟 4 完成圖

網球肘是手肘外側最常見的肌腱發炎症狀，正確的學名為「肱骨外上髁炎」。儘管痛點在「手肘」外側，但真正原因卻是負責「腕部」伸展動作的肌腱發炎所致，因為這些肌腱的起點就在手肘外側（腕關節伸肌群的起點）。網球肘的患處通常會發熱、腫脹和疼痛。網球肘的疼痛非常劇烈，足以影響日常活動，嚴重時連舉杯、刷牙和扭毛巾都倍感困難。若未接受適當治療，疼痛會惡化，動作亦會受限，持續發炎的組織也會影響周邊的神經和肌肉，導致神經受損、肌力下降，甚至造成肌肉萎縮。

網球肘

台北的陳媽媽從事娣母工作，平時除了照顧一歲半的小孩之外，還要同時打理家中柴米油鹽一切瑣事。一邊抱著哭鬧的小孩，一邊做家事已經是家常便飯。最近幾天，陳媽媽感覺右肘似乎愈來愈痛，除了無法抱小孩之外，連扭乾毛巾都讓她無比疼痛，今天早上整個疼痛已經完全失控，右手痛得完全舉不起來，更不要說工作了，不得已只好求助醫師。經醫師診斷原來是發生常見的「網球肘」。

準備貼布 長度：4格　數量：1　　長度：6格　數量：1

貼紮步驟

| 步驟 ① | 以手肘外側為錨點，將爪型貼布由肘部往手腕方向拉貼。請注意：爪型貼布的四條分叉要稍微分開再行固定。此貼法可以促進循環，緩解疼痛。 |

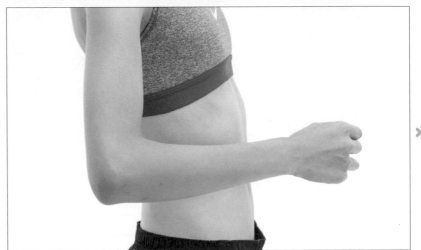

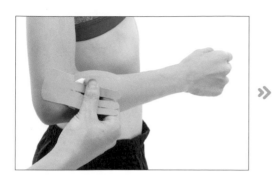 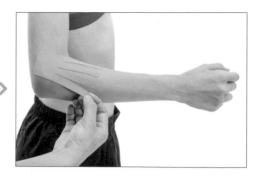

 步驟 ② 將I型貼布從中撕開，直接壓貼在手肘上；其中一端向下拉貼，用以固定前臂背側肌群，另一端則向上拉貼，用以協助伸直肘關節的動作。

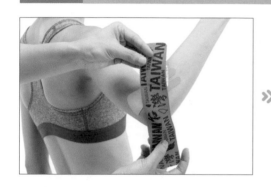 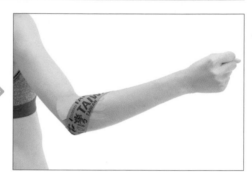

步驟 ③ 完成圖

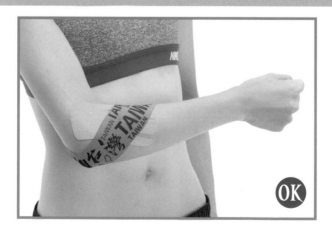

蕭老師專欄

高爾夫肘的正式名稱為「肱骨內上髁炎」，它與網球肘（肱骨外上髁炎），一內一外，成為肘關節最常見的疼痛症。高爾夫肘是一種肘部內側肌腱發炎症，手肘內側（肱骨內上髁）是腕關節屈肌群的起點，此處常因腕關節過度使用而使肌腱起點的肌纖維發生撕裂，發炎、腫脹甚至鈣化。高爾夫運動在揮桿時，手肘內側會產生極大的外翻力量，容易導致高爾夫肘的產生。其他運動如：棒球、網球、保齡球的運動員，一般服務業或從事搬運工作者，也是高爾夫肘的好發族群。

高爾夫球肘

　　小安是個20歲勤奮努力的大學生，平時下課後就到餐廳擔任服務生的工作，每晚用餐的2個小時，小安經手過的碗盤不下500個。每到了假日往往可以挑戰上千個，幾個月下來，發現雙手前臂腫脹緊繃，抓握東西愈來愈無力，上網查了一下原來這很有可能就是「高爾夫球肘」！

準備貼布

長度：6格
數量：1

長度：2格
數量：1

貼紮步驟

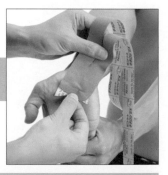

步驟 ① 伸展手腕，將前臂屈肌群伸展到最大。

步驟 ② 以手腕為錨點，將Y型貼布往上拉貼。

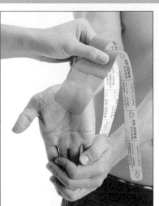 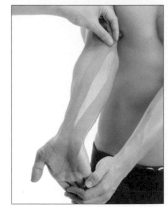

步驟 Y型貼布的中段部分要稍微分開將整個腕關節屈肌群加以包覆，開叉的末端則交疊在手肘內側。此貼布主要用於放鬆腕部屈肌群。

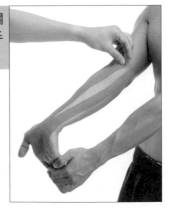

步驟 ④ 將X型貼布直接壓貼在手肘內側的痛點上，用以舒緩疼痛。

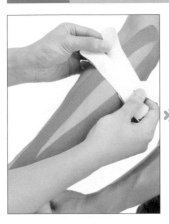 »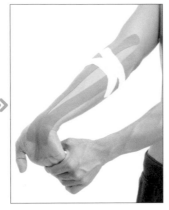

步驟 完成圖

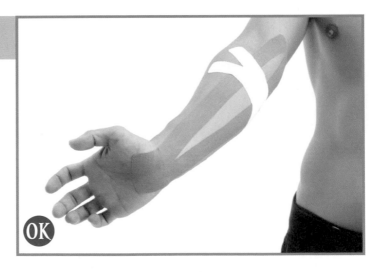

OK

蕭老師專欄

正中神經通過腕關節時，會穿過由腕骨和韌帶組成的「隧道」，所以正中神經因上方韌帶與肌腱的壓迫引發疼痛、麻木、感覺異常、動作受限等症狀，即為腕隧道症候群，又稱「滑鼠手」。此症好發於高頻率使用手腕的族群，如：機械技工、廚師、電腦工作者及家庭主婦等。另外，懷孕後期婦女、風溼性關節炎、糖尿病、內分泌異常、多發性神經炎、腫瘤及手腕骨折或脫位的病患也是高危險群。此外，桌球、羽球與網球選手等，也要特別防範此症的發生。就預防或處理來說，肌內效貼布可說是最方便有效的方法。

腕隧道症候群

　　台南李小姐從事紡織業，平時除了長時間使用機台從事針織工作之外，偶爾還要使用電腦處理文書業務，長期下來手腕愈來愈不舒服，第一、二、三指還有麻脹感而且狀況時好時壞，這兩天甚至連針線都拿不穩，嚴重影響工作品質，不得以之下只好求助醫師。經醫師診斷才知道原來是發生了腕隧道症候群。

準備貼布

 長度：6格 數量：1

長度：2格 數量：1

貼紮步驟

步驟 ① 伸展手腕，將前臂屈肌群伸展到最大。

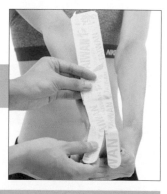

步驟 ② 將Y型貼布開口處先固定於手腕處（大/小拇指根部）。

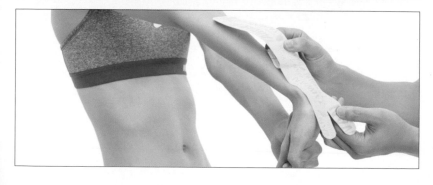

步驟 將尾端朝手肘方向順貼，用以放鬆屈腕肌。

步驟 伸展手腕，將前臂伸肌群伸展到最大。

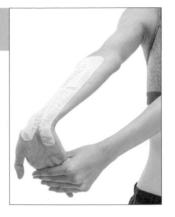

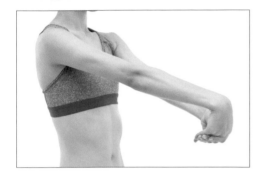

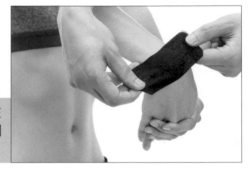

步驟 將I型貼布從中撕開，先貼在從手腕背側，再將兩端繞到掌側，用以穩固貼布。

步驟 請注意，貼布末端不能相接，以免壓到手腕中間（腕隧道的地方）。

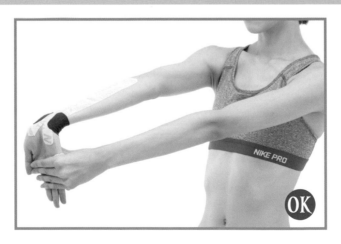

媽媽手又稱「迪奎凡氏症」，正式學名為「狹窄性腱鞘炎」。媽媽手的病理機制在於手背伸肌支持帶增厚，壓迫下方的「伸拇短肌」及「外展拇長肌」的肌腱和滑膜，造成肌腱管道的空間狹窄、引發管道兩端的肌腱及滑膜發炎。嚴重時會造成肌腱滑動受限或沾黏。長期頻繁的拇指動作，例如使用滑鼠，玩手機遊戲，書寫甚至是滑雪等，都是好發的原因之一。

媽媽手

自從3C產品普及之後，陳醫師的診所總有絡繹不絕的年輕人前來求診，很多主訴都是大拇指外側異常疼痛，一問之下，幾乎都是3C產品的長時間使用者，這些病患無論是打字或玩遊戲幾乎都會用到大拇指，導致大拇指疼痛甚至發炎腫脹。其實這些問題只要用貼紮，配合物理治療即可迎刃而解；當然，最重要的還是要戒掉長時間使用3C產品的習慣，才是根本之道。

簡單小測試

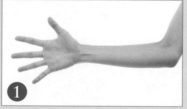

❶ 將手掌打開到最大。

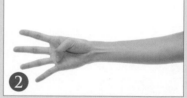

❷ 彎曲大拇指。

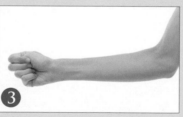

❸ 用其餘四指包覆大拇指，呈現握拳狀態。

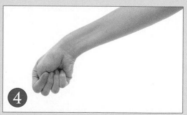

❹ 將拳頭朝小指處彎曲，若在大拇指方向的手腕處有疼痛，則可能有媽媽手症狀。

準備貼布

長度：2格
數量：2
（1/2寬度）

長度：3格
數量：1
（1/2寬度）

貼紮步驟

步驟 **1** 將手擺在伸展大拇指肌腱的位置。

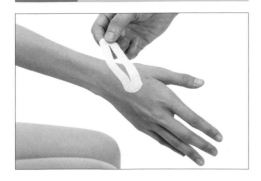

步驟 **2** 從O型貼布中間將貼布空間拉開。

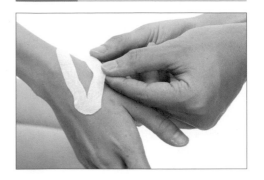

步驟 **3** 將另一條O型貼布,從對側方向貼上。

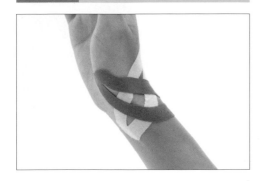

步驟 **4** 以大拇指關節為錨點,將三格I型貼布往手肘方向拉貼。此貼布主要用於放鬆肌肉,協助肌肉復原。

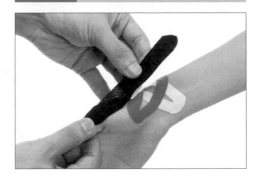

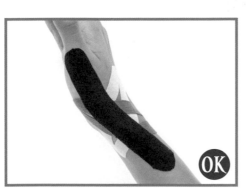

OK

膏肓痠痛

　　內湖張先生，本身是個科技業的網頁工程師，工作加班是
家常便飯，每天看電腦敲鍵盤的時間都超過10個小時以上，所
以後背部的肩膀常常痠軟無力，下班去給專業的師傅按摩可以
稍微舒緩個兩天，但這個問題重複發生時常困擾著張先生，一
直無法改善，直到了蕭老師幫使用了神奇的肌內效貼布！這個
簡單又實用的貼布不只大大的改善了痠痛的問題，更讓張先生
省了非常多去按摩放鬆的金錢與時間呢！

準備貼布 　　長度：3格／數量：1

貼紮步驟

步驟 請被貼紮者手臂向前平舉，讓肩胛骨向外移動。

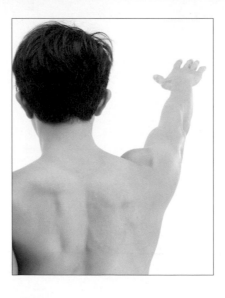

步驟 ② 將X型貼布直接貼在肩胛骨內側的痛點上，用以舒緩疼痛。

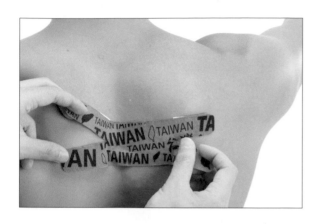

Tips

貼紮時，用力需均衡地
將X型貼布的四邊展開。

步驟 平均將X型貼布四腳展開即完成。

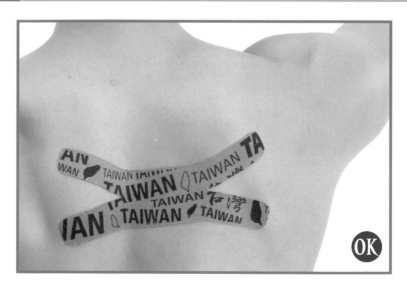

OK

腰椎與腰部兩側的疼痛簡稱為「下背痛」。常見原因包括脊椎、骨盆帶或下背軟組織（肌肉、筋膜）產生損傷、變性、脊椎功能障礙或肌肉失衡。經常要搬運重物者、曾受外力撞擊的病患或生活中需要久坐、久站的勞動者都是下背痛的高危險群。下背痛的範圍常見於第十肋骨以下的區域，症狀包括：痠、痛、麻、僵硬或緊繃等。此外，需要用力或快速旋轉軀幹的運動員，例如網球、棒球與高爾夫球選手等，也要特別注意腰部肌群的訓練與保護，避免因為過度疲勞或肌力失衡而發生下背痛。

腰痠背痛

　　雲林的林伯伯從事農業工作超過50年，腰痠背痛已經不是兩三年的事，平時要是多休息會讓疼痛舒緩一些，但只要一工作馬上又痛起來。這兩個月來，即使工作時戴著護腰也效果有限。求醫多年的林伯伯幾乎已經放棄復健，準備開刀了。有一天，復健科的物理治療師幫林伯伯貼上肌內效貼布，突然間林伯伯覺得疼痛改善很多，走路也輕鬆不少！從此林伯伯無論工作或者日常生活，只要開始不舒服就立即使用貼布。現在，除了自己用之外，他還會把貼布介紹給有類似問題的親朋好友。

準備貼布

　　長度：5格／數量：2

貼紮步驟

步驟 **1**　請被貼紮者身體稍向前彎，伸展下背肌肉。

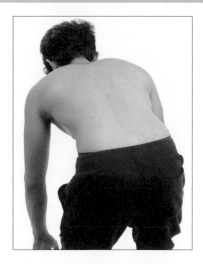

步驟 以骨盆為錨點,將燈籠型貼布往上拉貼至脊椎旁的肌肉。

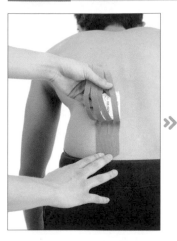 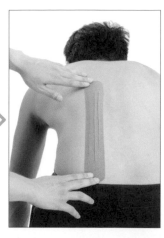

Tips

要將貼有中間的空隙拉大,以提升貼布的作用範圍。

步驟 **3** 小心的將貼布中間的空間拉大,以提升貼布的作用範圍(先拉兩旁再拉中間)。

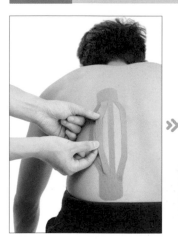 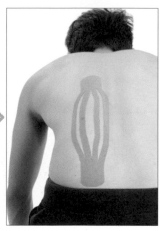

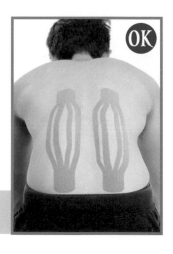

步驟 重複步驟二&三將對側條貼上即完成。

梨狀肌位於臀部深處，連結薦骨與髖關節，當其收縮時可以讓髖關節做外旋動作。由於坐骨神經通過梨狀肌下方，因此很容易因為久坐、跑步或長期翹二郎腿而壓迫到坐骨神經，引發坐骨神經痛。另外，運動員也常因為急跑、急停、快速扭轉骨盆或劇烈的下肢動作而讓梨狀肌發炎。坐骨神經痛的症狀包括：腰部和臀部出現劇痛及麻痺感，嚴重時疼痛會從臀部往下延伸至大腿後外側、小腿，以及足部。

梨狀肌症候群

在科學園區擔任工程師的羅先生，平時工作需長時間坐在椅子上，會到家之後也是黏在電腦桌前，翹腳更是再平常不過的一個動作，但就在一次機房辦公的時候，忽然間臀部感覺一陣劇痛，讓羅先生坐立難安，經醫師診斷後判斷就是「梨狀肌症候群」，而且醫師還特別指出，羅先生把錢包放在後口袋也是一個很危險的舉動！更容易導致屁股疼痛的相關問題，必須趕快改正！

準備貼布 　長度：4格／數量：2

貼紮步驟

步驟 **1**　請被貼紮者側臥並將下肢彎曲。

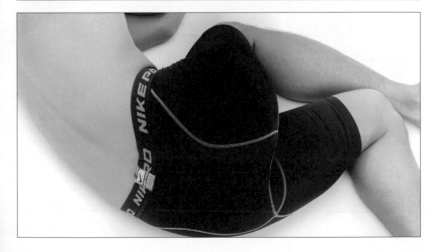

步驟 ② 以股骨大轉子為錨點，將Y型貼布往薦椎方向拉貼（稍呈斜向）。

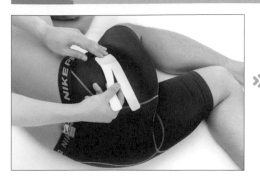

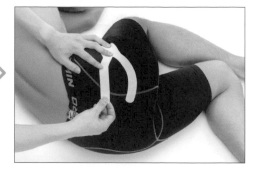

步驟 ③ 兩條分叉沿著梨狀肌輪廓加以包覆。

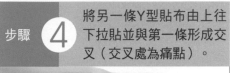

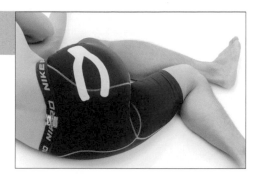

步驟 ④ 將另一條Y型貼布由上往下拉貼並與第一條形成交叉（交叉處為痛點）。

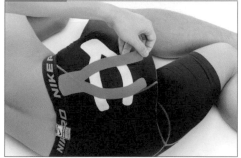

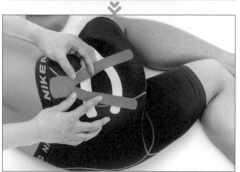

步驟 ⑤ 完成圖

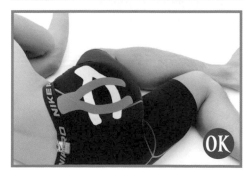

小腿腫脹常見原因包括：（1）肌肉損傷之後，肌纖維與微血管破裂，這種情形常見於需要長時間久站或跑步的人；（2）下肢靜脈血液循環不良所導致小腿部腫脹、靜脈曲張等問題，嚴重時可能導致深層靜脈栓塞；（3）下肢淋巴循環不良，導致體液堆積在組織內，無法順利代謝導致小腿腫脹。肌內效貼布最顯著的功能之一就是消腫，因此，對於需長時間站立的工作者、剛完成馬拉松的選手或因為慢性病而下肢水腫的病患，肌內效貼布可說是最好、最安全的消腫方法。

小腿腫脹

　　王小姐是百貨公司的專櫃小姐，每天站櫃時間超過十小時。由於得長時間站立，因此下班之後總是感覺小腿腫脹，非常不舒服。她常以抬腳方式消除腫脹與不舒服感，但效果有限且極為費時。至於一般常用的醫療用彈性襪也因為穿戴的緊繃感與悶熱感讓她視為畏途。同事的弟弟是物理治療師，推薦她試試「肌內效貼布」，她半信半疑的試了幾次結果發現腫脹消失很快，站一天下來也不像之前這麼痛這麼累，重點是使用方法非常簡單、快速又省時。現在她每天出門前的第一件事，就是在穿襪子之前，先用肌內效貼布，寶貝她的雙腳。

準備貼布

長度：4格／數量：2

貼紮步驟

步驟 1 　請被貼紮者以前弓後箭的姿勢站著，讓被貼紮的小腿至於後腳保持伸展狀態。

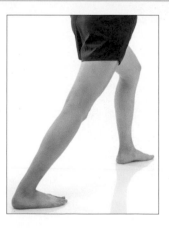

步驟 ② 以小腿後外側（後膝部下方）為錨點，朝內踝方向（斜向）拉貼。

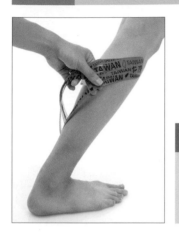

步驟 ③ 將四條開叉的貼布平均貼覆於小腿上（從兩旁的貼布先調整）。

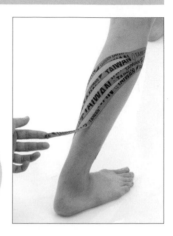

Tips

貼紮時，先從左右最外側的兩條貼布調整起，這樣才容易讓爪型貼布平均包覆肌肉。

步驟 ④ 另一條貼布以相同方式貼紮，讓兩條貼布中段重疊。

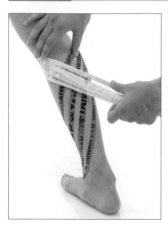

步驟 ④ 完成圖

足底筋膜是足底扇形狀的筋膜組織，足底筋膜從足跟一路往前延伸至五個腳趾，猶如一張大網，牢牢抓住所有足部骨頭。足底筋膜猶如天然的避震器，可以承受身體重量並吸收足部觸地的反作用力。足底筋膜容易因為過度行走、跑步或跳躍而造成發炎、退化或組織變性。當失去韌性與彈性，無法提供足夠的保護時疼痛就跟著發生。例如：下肢肌肉失衡、體重快速增加訓練量突然爆增或改變換跑步姿勢。治療方面除了使用客製化鞋墊與物理治療之外，還可以配合肌內效貼布一起使用。

足底筋膜炎

　　沈媽媽是一位60歲的退休老師，平時生活就是到一早逛菜市場，接著到公園遛狗，最後一整天在家看電視，生活相當的單純，偶爾假日兒孫才會回來共進晚餐；上禮拜因為照了鏡子發現自己的肚子愈來愈大，爬樓梯也愈來愈喘，就與隔壁陳媽媽一起報名10公里健走活動，雖然腿部非常疲勞緊繃，卻也順利走完全程，但在隔天一下床腳碰地的時候忽然感覺一陣刺痛，好像被針刺到一樣，趕緊求助醫生，發現這就是典型的「足底筋膜炎」。

準備貼布

長度：3格
數量：1

長度：4格
數量：1

貼紮步驟

| 步驟 1 | 將被貼紮的腳平放於一個穩定的平面上，並將腳踝彎曲成90度。 |

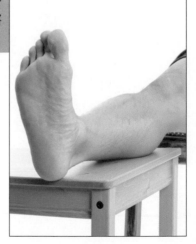

以足跟為錨點,將貼布由足跟往腳趾方向拉貼。

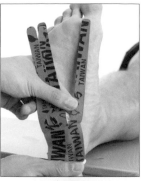

⌄⌄

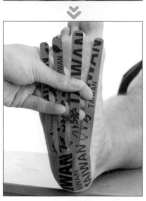

步驟 ③ 將爪型貼布平均貼覆在足底(先調整兩側貼布,再貼中間兩條貼布)。

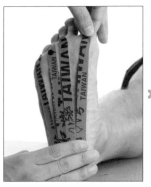 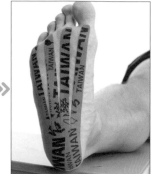

步驟 ④ 將I型貼布的中央錨點往上固於足部內側的足弓

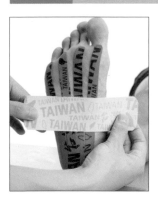 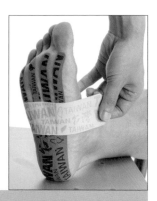

步驟 ⑥ 完成圖

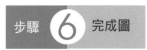

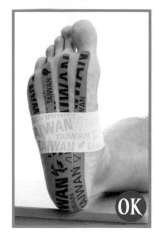

OK

步驟 ⑤ 將I型貼布兩端順勢往腳背方向貼上。

足跟範圍包含小腿肌肉與跟骨連結處以及跟骨下方與足底筋膜相連部份。足跟是步行過程中重要的著地部位,因此承重角色非常重要。足跟痛好發於需長時間站立、走路、跑跳者,例如老師、美容師、作業員、軍人、運動員等。主要發生機轉為足底筋膜長期處於高張力狀態或累積性微創傷,引發足跟區的發炎或循環不良。長期的足跟痛還可能造成跟骨鈣化或骨刺徵成。長期跑步者的足跟痛可能因為脂肪墊過度磨損,地面反作用力直接衝擊跟骨所致。

足跟痛

　　鄧先生是個朝九晚五的一般上班族,搭上這幾年的台灣馬拉松熱潮,每個月跑步超過200公里是家常便飯,只要下班或假日,鄧先生不是在跑步就是在前往跑步的路上。最近在跑步過程中發現腳跟著地時非常疼痛,原先以為是鞋子問題,最後經醫生檢查才知道是腳跟過度疲勞與脂肪墊變薄所致。

準備貼布 長度:3格/數量:2

貼紮步驟

步驟 ① 以腳跟骨上方為錨點,將Y型貼布從足底方向拉貼。

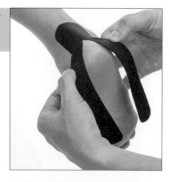

步驟 ② 開叉的部份包覆足跟用以保護足跟與脂肪墊,在貼時可將足部脂肪墊推向中央集中。

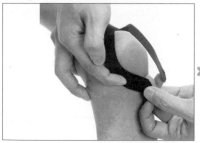 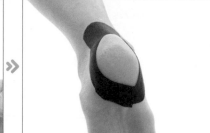

步驟 **3** 將Y型貼布兩端重疊，將整個足跟包覆住。

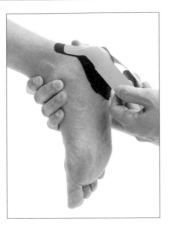 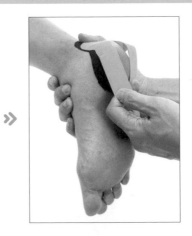

步驟 **4** 同上述貼法，將另一條Y型貼布與之重疊（約1/2）。

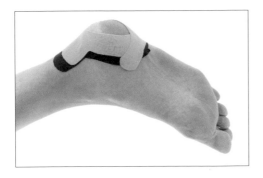

步驟 **5** 完成圖。

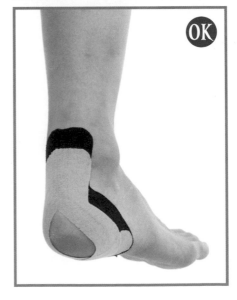

Tips

在貼時可將足部脂肪墊推向中央集中。

所謂足弓指的是：由足部骨頭及連續關節組合而成的「弓狀」結構；「弓弦」部份則由足底蹠膜與肌腱共同組合而成。這種結構就像天然避震器，能分散重量。扁平足指的是足弓因支撐力不足而崩垮的狀態（Pronated Foot，足部過度旋前，又稱「跟骨外翻」）。扁平足還會往上引發一系列的代償問題，例如膝關節外翻（X型腿）、下背痛甚至是姿勢的不對稱。體重較重者或運動量較高的人常發生功能性扁平足。此為後天造成的結果，可以藉由休息、肌內效貼布、鞋墊和物理治療加以改善。

扁平足

　　林醫師是骨科醫師，在執業的這些年來，常常接到很多的朋友來求問扁平足的問題，特別是很多家長的父母也會很緊張地帶小孩來檢查扁平足的問題，深怕對孩童成長上會有什麼不良影響，但其實只要經過正確的檢查與評估，配合物理治療，儀器，肌內效貼布或者矯正鞋墊等東西輔助，就可以獲得很大的改善，所以請別驚慌，扁平足並不是一個嚴重的絕症喔！

準備貼布

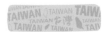

長度：4格、數量：1
長度：3格、數量：1，（1/2寬度）

貼紮步驟

步驟 ① 以內踝上方為錨點，將3格「1/2寬度」I型貼布往下朝足弓方向拉貼。此貼法可以促進脛後肌收縮，強化足弓的力量。

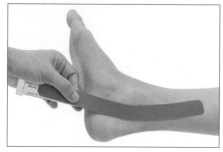

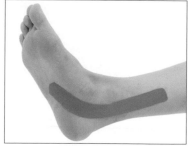

步驟 2 以足底外側為錨點，將I型貼布往足部內側貼，並在貼的同時貼紮者的手同時推足部內側將足弓提高。此貼法可以提供足弓支撐力。

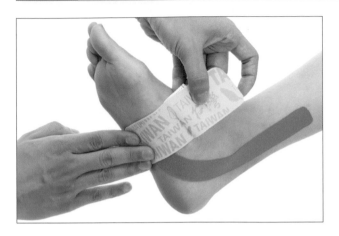

Tips

並在貼的同時，貼紮者的手同時推足部內側將足弓提高。

步驟 2 完成圖

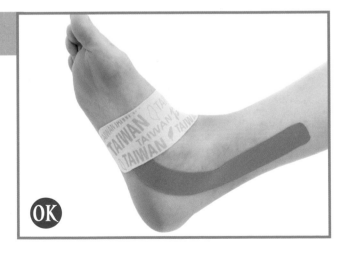

小圓肌是四條旋轉肌群之一，這條圓筒狀的肌肉肌連結了肩胛骨（後外側）與肱骨大結節（下方），小圓肌收縮時會讓肩關節做外旋動作。小圓肌常因上肢運動姿勢不良，過猛的外旋或投擲動作而受傷。此外，外力直接撞擊也會造成小圓肌的出血、滲出、水腫，由於症狀並不明確，若沒有及時發現與治療，時間一久可能形成結疤或沾黏進而變成慢性痼疾。一般來說，若疼痛發生在肩胛骨「外緣上三分之二」，接近腋窩處，可能就是小圓肌出了問題。

小圓肌痠痛

　　陳師傅是快炒店大廚，平時右持鍋鏟、左拿炒鍋，雙手完全停不下來，到了用餐時段更是片刻不得閒，連上廁所的時間都沒有，長久下來除了手部與腰背痠痛之外，最近連腋下後方也開始疼痛。經醫師診斷原來是小圓肌發炎。

準備貼布

 長度：3格／數量：1，(1/2寬度)

貼紮步驟

步驟 1 請被貼紮者手臂上抬約120度。

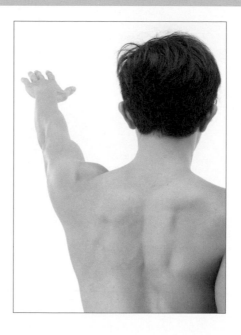

步驟 **2** 以後三角肌的後緣為錨點貼上。

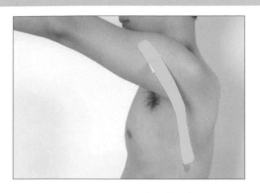

步驟 **3** 將I型貼布往肩胛骨的方向拉貼，固定點在肩胛骨外緣中段部份。

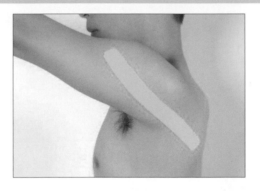

步驟 **4** 完成圖，正確的貼法是被貼紮者手放下之後皮膚會產生皺摺。

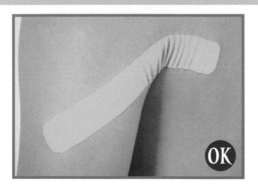

OK

吳先生的問題就是典型的「上交叉綜合症」。若將上半身容易僵緊肌肉（上斜方肌與胸肌）與容易無力的肌肉（深層頸屈肌與中／下斜方肌）各自連成一線所形成的交叉即「上交叉」。上交叉模式所引發的肌骨系統疼痛症就稱為「上交叉症候群」。這類病患的外觀通常會呈現圓肩、頭部過度前傾以及翼狀肩胛的姿勢。症狀方面包括頭痛、肩頸痛或枕骨後方疼痛。上交叉症候群是常見的慢性肌骨系統疼痛症候群。肌內效貼布可以強化與延長物理治療的療效，平衡肌肉失衡狀態。

肩頸痠痛

吳先生是一位美術設計師，平時工作是以電腦設計美術圖稿，每天工作時間超過十小時，假日還得在家加班。長時間坐姿讓他不知不覺的形成駝背姿勢。從側面來看，吳生生的頭部極度前傾，就像烏龜探頭一般。吳先生長期肩頸痠痛，遍求名醫也不見改善。後來經朋友介紹來到蕭老師的物理治療所，蕭老師以肌內效貼布配合動態神經肌肉穩定術矯正之後病情逐漸改善，頭部姿勢也逐漸回復正常。蕭老師特別要求吳先生要隨時注意姿勢，以免病情復發，一個月後吳先生終於擺脫長年痠痛的困擾。

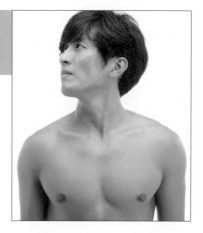

準備貼布
長度：3格
數量：2，(1/2寬度)
長度：4格／數量：4
長度：5格／數量：2

貼紮步驟

| 步驟 | 1 | 被貼紮者頭部朝側面看向上方天花板，伸展胸索乳突肌。 |

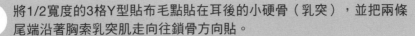
步驟 ② 將1/2寬度的3格Y型貼布毛點貼在耳後的小硬骨（乳突），並把兩條尾端沿著胸索乳突肌走向往鎖骨方向貼。

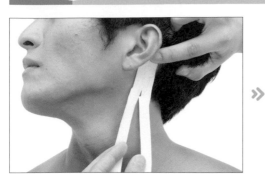
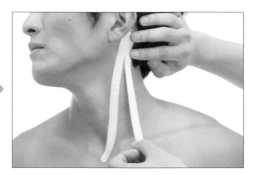

步驟 ③ 一側貼完後，依照同樣的方法將對側也貼上。

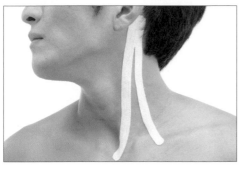
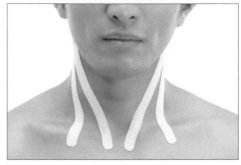

步驟 ④ 將手臂外展向後延伸，以伸展胸大肌。

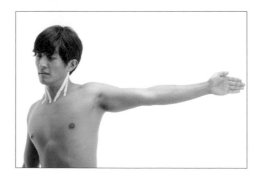

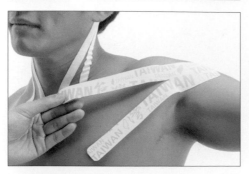

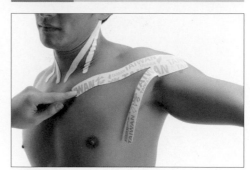

步驟 7 讓被貼紮者做舉手的動作，同時將Y型貼布下端沿著胸大肌肋骨端貼上。

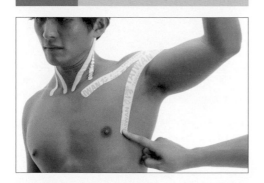

步驟 8 貼好時讓被貼紮者手臂放下，有皺褶為正常現象，並依照相同方法將對側胸大肌也貼上。

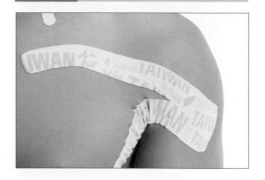

步驟 讓被貼紮者手臂向外平舉，將4格Y型貼布錨點貼於肩峰處，並將上側條沿著棘上肌向脊椎方向貼紮。

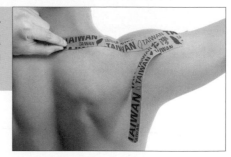

步驟 ⑩ 將Y型貼布下緣沿著肩胛棘向脊椎方向貼紮。

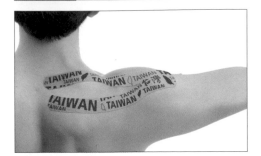

步驟 ⑪ 以肩胛骨下緣為錨點。

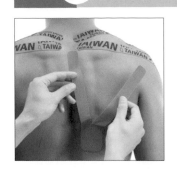

步驟 ⑫ 將Y型貼布內側條沿著脊椎與肩胛骨中間的肌肉往頭部方向貼上。

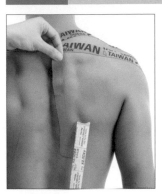

步驟 ⑬ 將手臂上抬類似投降姿勢，將5格Y型貼布外側條沿著肩胛骨外緣往肩膀方向貼上。

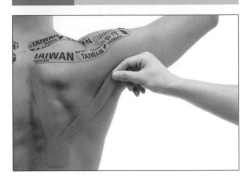

步驟 ⑭ 用同樣的貼紮方式將兩邊背部貼上（背面完成圖）。

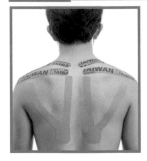

步驟 ⑮ 正面完成圖。

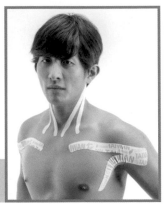

將下半身容易僵緊肌肉（下背肌與髖屈肌）與容易無力的肌肉（腹肌與臀大肌）各自連成一線，所形成的交叉即「下交叉」。下交叉的出現代表著下半身肌肉出現失衡現象，這種失衡模式所引發的痠痛症狀就稱為「下交叉症候群」。下交叉症候群容易腰椎、髖關節與薦髂關節發生功能障礙，病患常見的外觀包括：骨盆前傾、腰椎側移、脊柱側彎，下肢外旋與膝關節過度後伸。值得注意的是，若脊柱側彎較深與較短，則肌肉失衡主要發生在骨盆肌；若脊柱側彎較淺且延伸至胸椎，則失衡現象主要發生在軀幹。

小腹凸出

　　李小姐23歲是網拍小模，儘管身材已經很好，還是覺得有點小腹微凸。由於需要長時間站立工作，李小姐也有下背痛的症狀，經醫師診斷應該是發生了「下交叉症候群」。李小姐經過數週的物理治療與肌肉失衡矯正之後，下背痛的問題幾乎消失，原本微凸的小腹也縮了進去。疼痛與身材的改善讓李小姐的工作更順利，在鏡頭前面也變得更漂亮。

醫師指出，有時候所謂的「小腹微凸」可能只是肌肉失衡所造成的姿勢改變，不見得就是身材發胖所致。身材要好，除了飲食與運動調整外，最好還要加上「隨時保持正確姿勢」這個原則才能維持完美的體態。就治療來說，不論是上交叉或下交叉症候群，肌內效貼布都可以強化與延長物理治療的療效，平衡肌肉失衡狀態。

準備貼布 長度：4格／數量：6
長度：3格／數量：4

準備貼布

步驟 以鼠蹊部上方為錨點，將4格I型貼布往上拉貼至胸骨高度。此貼法可以幫助腹肌收縮。

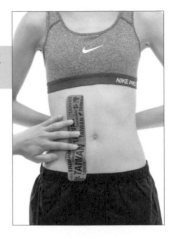

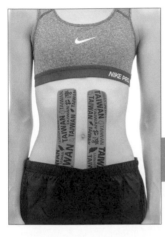

步驟 將另一邊腹肌也貼上。

步驟 以兩側大腿上1/3為錨點，將4格長度的I型貼布往頭部方向拉貼。

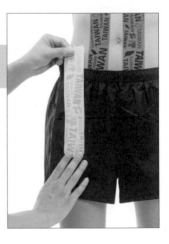

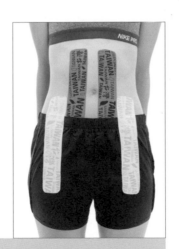

步驟 將對側屈髖肌也貼上。

讓被貼紮者側躺，將髖關節彎曲盡量將膝蓋往肚子靠，這樣可伸展臀部肌肉。

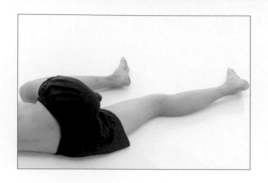

步驟 以骨盆後方為錨點，將兩條3格長度的I型貼布往腳底的方向拉貼（一內一外包覆整個臀肌），用以促進肌肉收縮。

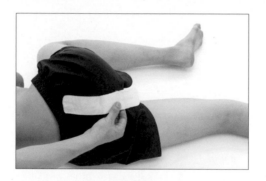

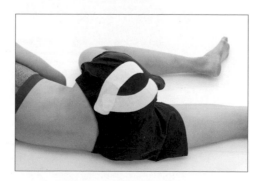

步驟 讓被貼紮者站立並彎腰，以肋骨下緣為錨點，將4格長度的I型貼布，沿著脊椎旁邊的肌肉朝向骨盆方向拉貼，用以放鬆下背肌。

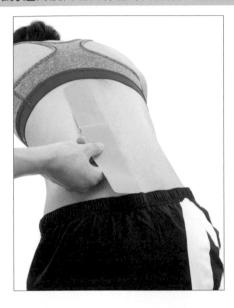

步驟 完成圖。

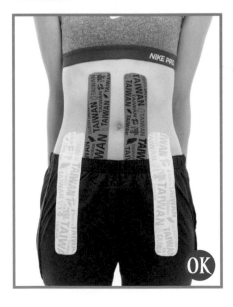

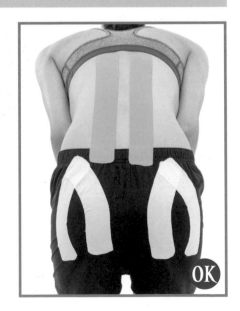

蕭老師專欄

民眾常因生活習慣或工作關係在不知不覺中形成駝背姿勢。長期駝背會引發代償效應與肌肉失衡，上背肌肉會受到制抑而無力，在此狀態下雙肩被相對有力的胸肌拉往前方，讓肩背呈現圓弧外觀，此即「圓背」姿勢。駝背者容易發生肩部活動受限、肩關節不穩、呼吸功能與胸廓活動受限等現象。病患除了隨時提醒自己注意姿勢對之外，配合肌內效貼布，誘發上背肌群收縮，協助調整姿勢，但最重要的是還是要做些復健訓練，才能根本解決問題。

駝背

李伯伯今年已經80歲了，身體還算硬朗，沒什麼特別的疾病，常見的高血壓、糖尿病和高血脂也都沒有，但唯一的問題是因為年紀大了，走路時常要撐拐杖，整個背部呈現駝背的狀況，造成長年的疲勞痠痛，給人按摩也只有短暫的舒緩，直到最近經由蕭老師的處理，才漸漸地改善了這個長年痼疾！

準備貼布 　　長度：5格／數量：2

貼紮步驟

步驟 **1** 將貼紮側的手向前舉起，並往前延伸，將肩胛骨打開。

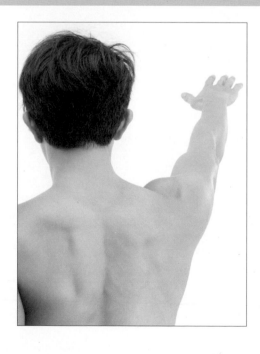

步驟 ② 以鎖骨錨點，將Y型貼布由前往後拉貼。

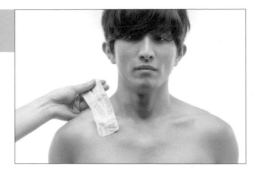

步驟 ③ 兩條貼布尾端平均分佈在在肩胛骨與脊椎中間。

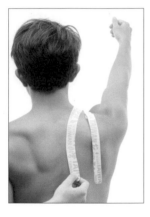 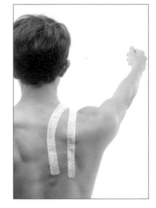

步驟 ④ 完成圖。

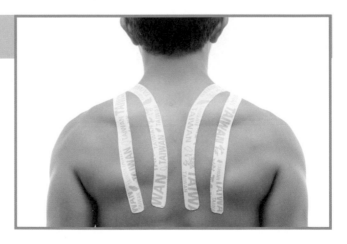

chapter 3

運動傷害篇

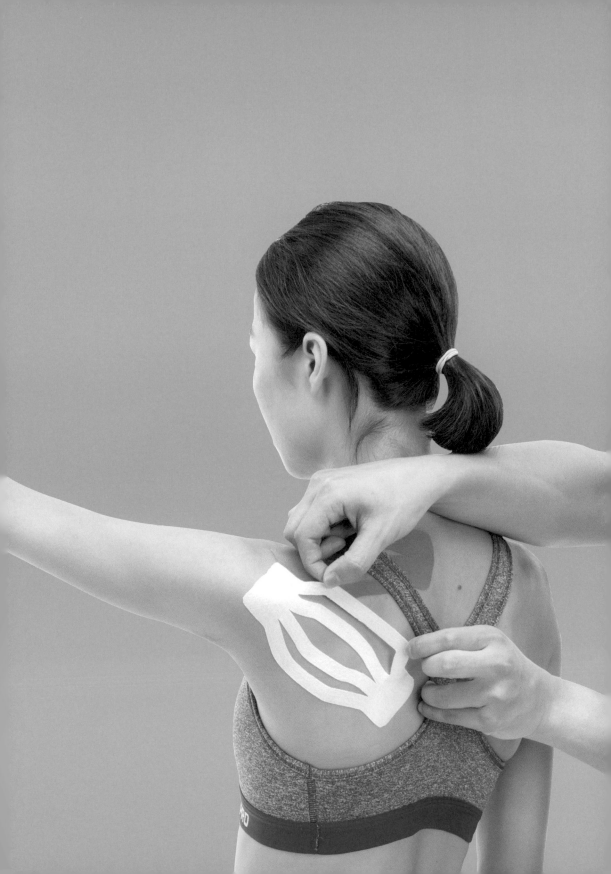

蕭老師專欄

肩關節是人體活動度最大的關節，從另一角度來看，也是穩定性較低的關節。整個肱骨是由許多肌肉與韌帶固定於肩盂關節。因此，當肌肉或韌帶發生功能障礙時就可能發生半脫位現象。發生的原因以肩膀或上臂受到外力拉扯或撞擊最為常見，例如美式足球的擒抱動作、跆拳道的踢擊或跌倒等，都可能造成肩關節半脫位。患者會有嚴重疼痛、活動受限、肩部外觀變形等現象。常見的前向脫位，肩部輪廓會呈現類似方形的外觀，此與正常圓潤的輪廓明顯不同。利用貼布可以有效促進肌肉收縮、穩固關節。

肩關節半脫臼

　　阿諺是位平常有健身習慣的中年男子，上個月因天雨路滑，不小心在人行道上滑倒，情急之下以手撐地，結果當下肩膀劇烈疼痛，路人見狀趕快將阿諺送醫。經醫師檢查發現原來是肩關節發生半脫位。由於病情沒有嚴重到開刀程度，因此醫師建議以肌內效貼布搭配物理治療加以處理。果然，在一兩週後阿諺半脫位的問題完全改善，肩關節活動度也幾乎正常。

準備貼布		長度：4格／數量：1 長度：5格／數量：1

貼紮步驟

步驟 ①　讓被貼紮者的手向外展平舉，必要時可以協助他舉手。

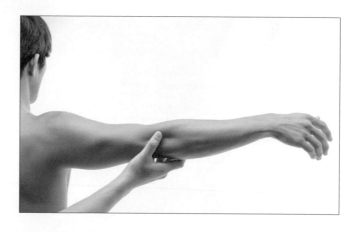

步驟 將5格長度I型貼布，從肩膀中段向手臂方向拉貼，用以協助肩膀上提動作。

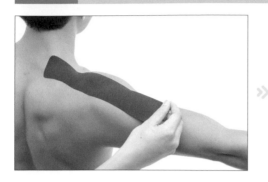
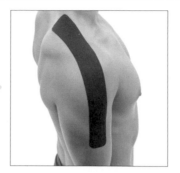

步驟 ③ 讓被貼紮者手自然放下，將4格I型貼布由中央撕開，朝著肩膀中間貼上，用以穩定肩關節。

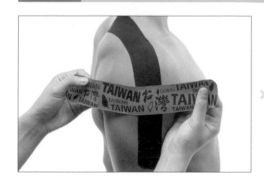
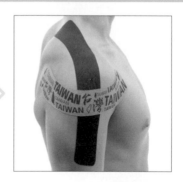

步驟 完成圖。

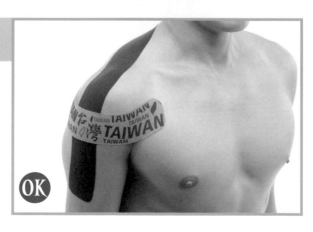

蕭老師專欄

「旋轉肌群」是一群讓肩關節產生旋轉動作的肌肉，包括：棘上肌、棘下肌、小圓肌和肩胛下肌等。旋轉肌群是肩關節最重要的穩固肌群與動作肌群，因此也是最容易因為過度使用而受傷的肌群。旋轉肌群常因重複的上舉、搬運重物、投擲動作而發炎甚至退化。羽球選手、棒球選手與游泳選手是最常發生旋轉肌群損傷的運動員。旋轉肌群撕裂時除了肩痛之外，還會有使不上力、無法舉高的情形，嚴重時還會半夜痛醒。旋轉肌群發炎與夾擠症候群可以說是肩部最常發生的肌骨系統疼痛症。

旋轉肌群肌腱炎

　　黃媽媽有十多年的晨泳習慣，最近學習從蛙式改為自由式游泳，但一個月下來黃媽媽發現肩膀開始疼痛，特別是舉手動作。如此的情形不僅讓她無法游泳，甚至料理一般家事都有困難，有時還會在半夜痛醒。經醫師診所，原來是發生俗稱「游泳肩」的「旋轉肌腱炎」。

準備貼布 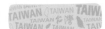 長度：4格 數量：1 　 長度：3格 數量：2

貼紮步驟

| 步驟 **1** | 將貼紮側的手向前舉起。 |

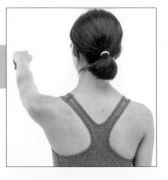

| 步驟 **2** | 以肩膀上方為錨點，將燈籠貼布往脊椎方向拉貼（中間分叉部份要稍微加以分開）。此貼法可以放鬆肌肉並促進循環。 |

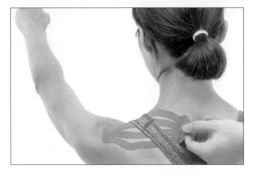

步驟 ③ 相同方式，將另一條燈籠貼布，從肩膀上端往肩胛骨方向拉貼（中間分叉部份要稍微加以分開）。此貼法可以放鬆肌肉並促進循環。

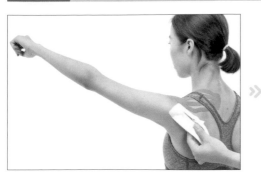 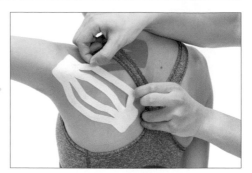

步驟 ④ 將I型貼布從中撕開，直接貼覆於肩膀外側用以穩固肩關節。

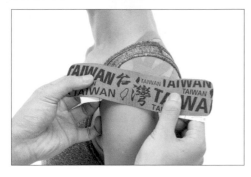

步驟 ⑤ 完成圖。

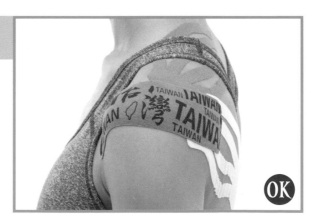

蕭老師專欄

「股四頭肌」由股直肌、股外側肌、股內側肌和股中間肌組成，故稱為股四頭肌，其功能主要是伸直膝關節或在立姿下將軀幹前彎。股四頭肌是人體最強大的肌群之一，一旦發生功能障礙不僅會影響步態，還會藉由神經生理路徑引發廣泛性的肌肉失衡。股四頭肌常因熱身不足而拉傷或因為撞擊而挫傷。除了局部壓痛及腫脹，病患不論是主動伸直膝關節或被動彎屈膝蓋都會引發劇烈疼痛。肌內效貼布不僅能快速放鬆肌肉，還能藉由加壓方式緩解疼痛。

股四頭肌拉傷

　　小明今年十四歲，不僅是個超級籃球迷，更熱愛打籃球。上個月在打球時被防守者的膝蓋直接撞到大腿，小明當下失去平衡而跌坐地上。回家後小明發現大腿開始腫脹疼痛而且膝蓋無法正常彎曲。他想起之前社團老師曾教過的肌內效貼紮，於是趕緊針對腫脹處加以貼紮。兩三小時之後疼痛感果然大幅減輕，一個禮拜後小明又生龍活虎的回到場上盡情打球。

準備貼布　　　長度：3格　數量：1　　　長度：6格　數量：1

貼紮步驟

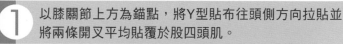

步驟 **1**　以膝關節上方為錨點，將Y型貼布往頭側方向拉貼並將兩條開叉平均貼覆於股四頭肌。

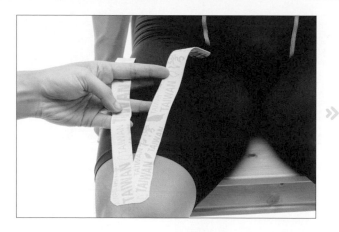

»

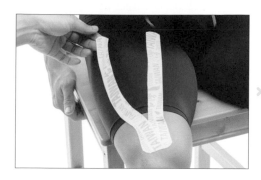 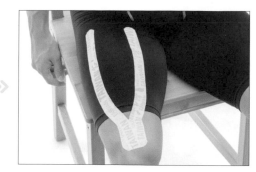

步驟 **2** 將X型貼布直接貼在痛點，用以舒緩疼痛。

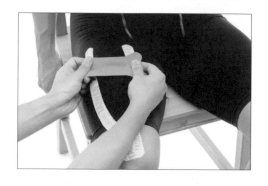

Tips

請注意，Y型貼布必須均衡地包覆整個四頭肌。

步驟 **3** 完成圖。

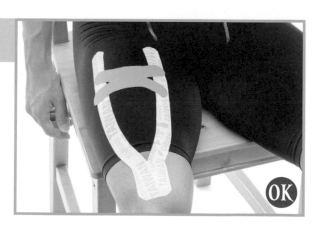

OK

蕭老師專欄

「大腿後肌」由內外兩組肌肉組成，外側稱為股二頭肌，內側則包含半腱肌與半膜肌。大腿後肌又稱「膕繩肌」或「膕旁肌」，主要功能在於彎曲膝關節與伸直髖關節。大腿後肌拉傷好發於需要快速衝刺、跑步、跳躍的運動項目。以跨欄為例，跨出的那一腳要著地前，大腿後肌會處於最大程度的牽拉，此時最容易受傷。另外需要快速彎曲髖關節與伸直膝關節動作（踢腿）也容易讓大腿後肌受傷，因此足球、跆拳道、跳高等運動員，也是大腿後肌損傷的高危險群，受傷後經常伴隨腫脹或瘀青的出現。

大腿後肌拉傷

　　阿不拉是個上班族，週末假日喜歡與同好一起打壘球。上週末的比賽中，他打出滾地球並奮力衝往一壘，結果跑到一半，大腿後方突然一陣劇痛讓他整個跌倒，坐在地上久久無法起來。經送醫檢查，骨頭沒有問題，而是大腿後肌劇烈拉傷。

準備貼布 長度：4格／數量：2

貼紮步驟

| 步驟 | 1 | 讓被貼紮者站立並彎腰，伸展大腿後側的肌肉，並將貼布由外上方向內下方，橫跨痛點貼紮。 |

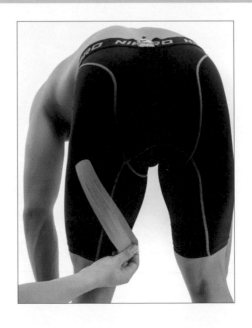

步驟 將貼布平均分散，盡量覆蓋最大的肌肉範圍。

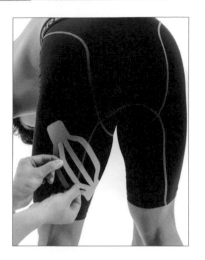 »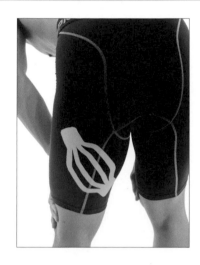

步驟 另一條貼布由對側貼上，即完成。請注意！要將交叉處對準最痛點，如此完能發揮最大的貼紮效果。

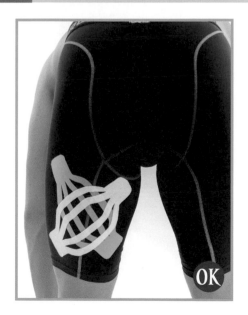

Tips

貼紮時，要將貼布平均分散，盡量覆蓋最大的肌肉範圍。

髕骨與小腿脛骨相連的肌腱稱為「髕腱」，髕腱與髕骨、股四頭肌形成重要的「伸膝機制」，這個機制對於膝關節的彎屈與伸直動作非常重要。所謂的跳躍者膝就是因為伸膝機制長期過度使用所造成的肌腱損傷。舉凡踢球、排球、跳高或跳遠選手都是跳躍者膝的高危險群。常見的狀症為局部前膝痛，主要範圍在髕腱四周，其它如髕骨下方會有明顯的壓痛點。

跳躍者膝

　　凱玲是高中女排隊的主力攻擊手，她的扣殺威力讓各隊對手聞風喪膽。近來因為密集訓練的關係，膝蓋開始出現疼痛，特別在跳躍動作時最為明顯。跳躍時的疼痛讓她扣球威力大減。防護員發現後馬上以肌內效貼布將膝蓋加以保護。才一貼上，疼痛就立即改善，肌力也隨之增加，當然招牌的扣殺動作又重出現江湖。

準備貼布 長度：2格／數量：1

貼紮步驟

步驟 1 請被貼紮者膝蓋彎曲成90°。並找出最痛的點。

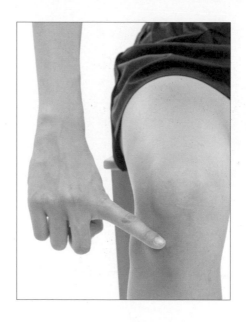

步驟 2 將貼布從中央撕開，直接貼在膝蓋下緣疼痛處，再將貼布往兩端拉貼即可。

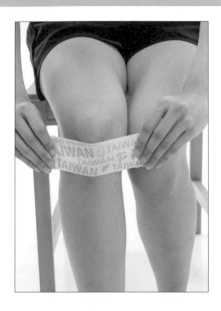

步驟 3 完成圖。

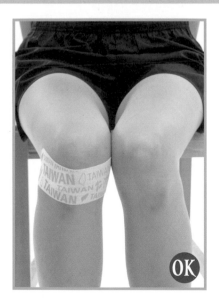

膝關節扭傷的程度變化很大,輕則肌肉拉傷或組織挫傷,以PRICE*原則稍加處理即可痊癒;重則「內側副韌帶、內側半月軟骨與前十字韌帶」三者一起撕裂(著名的重傷害三人組「Unhappy triad」),得立即手術。因此,若受傷後有嚴重的腫脹、疼痛、活動受限,或伴隨輕脆斷裂聲的劇痛(通常是十字韌帶斷裂)一定要立即就醫。至於運動或勞動後的輕微不適或運動前後的預防工作,可以採用以下貼法加以保護。

膝關節扭傷

　　老周是長跑好手,即使年屆不惑仍然跑遍全臺、參與各地賽事。上個月在某次越野賽中因為場地溼滑,不小心扭傷膝蓋,一時之間劇痛傳來讓他倒地不起。隊友趕緊將他送上救護車並送到醫護站休息。經醫師檢查發現只是膝關節韌帶扭傷但沒有斷裂。經過兩個禮拜的復健加上肌內效貼布的輔助,老周很快的又繼續上路跑步了。

準備貼布

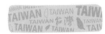 長度:4格/數量:2

貼紮步驟

步驟 1 請被貼紮者膝蓋彎曲90°。以膝關節下緣為錨點,將I型貼布往外拉貼,終點固定於大腿外側肌肉。

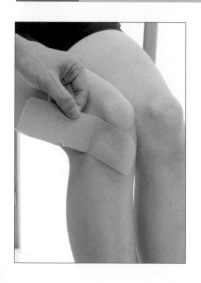 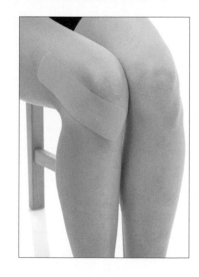

步驟 與步驟一相同的方法，將貼布往內側拉貼，固定於大腿內側肌肉上。

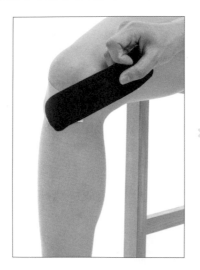 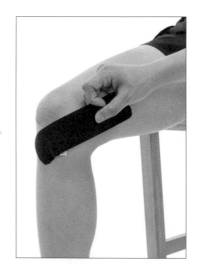

步驟 完成圖。

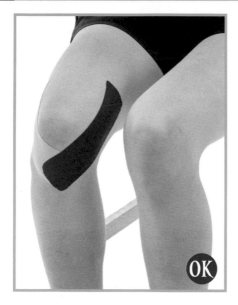

OK

Tips

保護Protection、休息 Rest、冰敷Ice、壓迫 Compression、抬高 Elevation

這是典型的小腿拉傷案例，俗稱「網球腿」，小腿肌可分為三群：骨間膜前方為前側群，骨間膜後方為後側群，腓骨外側面為外側群。後側群最重要的莫過於腓腸肌與比目魚肌，合稱小腿三頭肌，小腿後肌主要功能為伸直踝關節，因此經常從事跑、跳、爆發性起跑、急停或突然改變前進方向的運動項目，都非常容易造成小腿拉傷。此外，小腿後肌也常因直接撞擊或劇烈牽拉而受傷（以跟腱斷裂最為嚴重）。輕微的小腿拉傷時患處會產生發炎、腫脹、疼痛與功能性角度受限，此時肌內效貼布就是最好的消炎、止痛、消腫的工具。

小腿後肌拉傷

　　五十歲的莊經理是銀行高層，週末假日都到公園的網球社團打球。由於前幾天氣溫偏低，莊經理在處理一個快速的網前截擊時，突然小腿一陣劇痛並立即腫脹，莊經理當下立即暫停打球，趕緊到醫院報到。檢查發現，原來是小腿後肌拉傷。

準備貼布

　長度：2格　數量：1

　長度：7格　數量：1

貼紮步驟

步驟 1　請被貼紮者腳尖踩地，將腳跟稍微抬離地面，讓Y型貼布錨點固定於腳跟處。

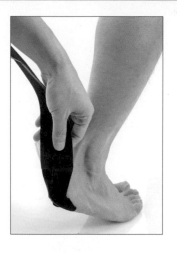

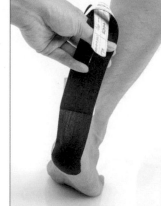

步驟 ② 將Y型貼布兩端均勻包覆小腿肌肉,貼於小腿內外側。

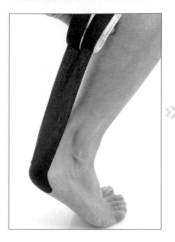 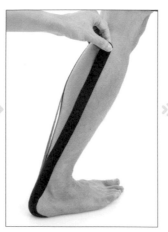 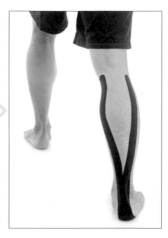

Tips

貼紮時,Y型貼布一定要力道均衡地貼在小腿內外側。

步驟 ③ 將X型貼布從中撕開,直接貼於痛點,用以緩解疼痛。

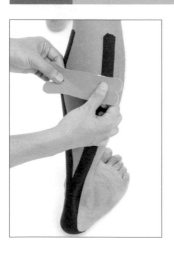

步驟 ④ 完成圖。

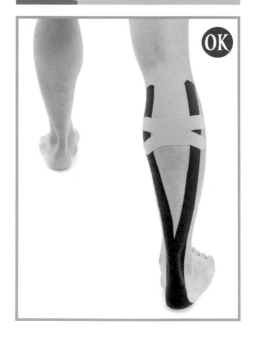

OK

小腿前方的疼痛稱為脛前痛，常見的原因有脛前肌拉傷、前內側壓力症候群與外側腔室症候群等。脛前痛好發於路步運動之後，患者常因熱身不足而在長距離跑步或短距離的劇烈衝刺後出現脛前痛。其它常見原因還包括跑步跨距過大、在硬地上跑步或穿著不當的鞋子等。嚴重的脛前痛還可能因為肌肉腫脹造成腔室壓力的劇烈升高，引發所謂的「腔室症候群」。

脛前痛

　　小胖是一個30歲體重過重的中年男子，雖然體態不像運動員，但卻已經跑了上百場全馬，是非常厲害的跑者，上週想給自己一個人生新的挑戰就參加了台東的113的三鐵，但卻在單車轉跑步的轉換過程當中覺得小腿前方異常沉重與疼痛，原本拿手的跑步忽然變成整場賽是最困難的部分，靠著意志力撐了兩公里之後不得不讓人生第一次三鐵以棄賽坐收，趕緊到醫務室報到，醫生看著腫脹又緊繃的腿判斷可能不是單純的小腿痛，建議到醫院做進一步檢查。

準備貼布 　　長度：8格／數量：1
長度：10格／數量：1

貼紮步驟

步驟 1 讓被貼紮者腿部伸直，腳踝呈現90度。

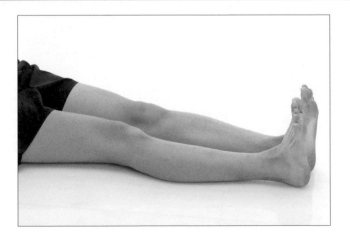

步驟 將8格I型貼布一端固定在大拇趾關節處，另一端固定在小腿外側。

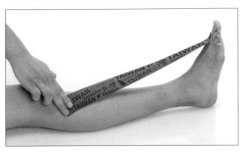

步驟 另被貼紮者做墊腳尖的動作，並順勢將貼布撫平在皮膚上。

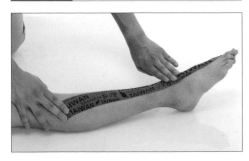

Tips

貼紮時，可將I型貼布一端固定在大拇趾關節處，另一端固定在小腿外側，再慢慢沿小腿脛骨外緣貼齊，就能完成完美的貼紮。

步驟 將被貼紮者腳踝回復成90度，將10格I型貼布從腳內踝為錨點，往下繞過腳底，對小腿外側貼上。

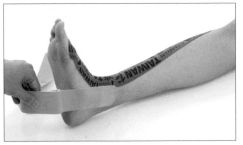 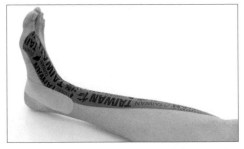

步驟 完成圖

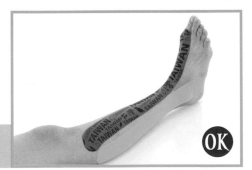

OK

蕭老師專欄

重複性腳踝扭傷

郭八是一位熱愛打球的28歲業務員，從國高中時代就是籃球校隊的他，出了社會之後還是常常到球場報到，也因為愛打球的緣故，已經經歷了無數次的腳踝扭傷，所以也是各大復健科與中醫診所的常客，直到最近物理治療師使用了肌內效貼布，讓郭八忽然間發現另外一片天，原來打球也可以這麼無負擔又有安全感！從此脫離厚重的護具，還大力推薦身邊的球友使用肌內效貼布。

準備貼布 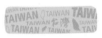 長度：7格／數量：2

貼紮步驟

步驟 ①	請被貼紮者腳踝保持90度的中立姿勢（角度）。將I型貼布從內踝上緣往下拉貼並繞過足底終止於外踝。

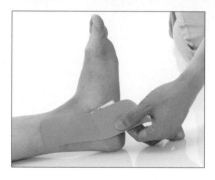

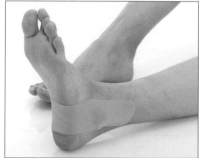

步驟 ② 8字腳踝纏繞法：以內踝前緣為錨點，往下繞過足底。

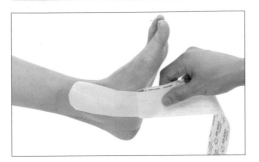

步驟 ③ 再從內側往外拉到腳背。

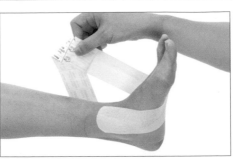

步驟 ④ 再往後繞往跟腱處。

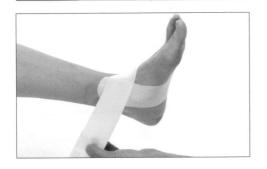

步驟 ⑤ 貼布拉回到腳踝前方處。

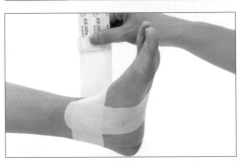

步驟 ⑥ 最後回到內踝處，此為8字貼紮法，用以穩固踝關節。

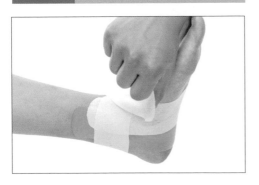

步驟 ⑦ 完成圖。

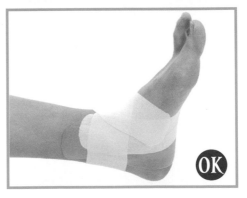

OK

圖解肌內效魔法貼　91

蕭老師專欄

發生腳踝扭傷時，除了疼痛外，最快出現的症狀就是劇烈腫脹。傷後的 24-48 小時屬急性期，這段期間除了疼痛之外，整個足部會快速充血、發紅、發熱、腫脹，關節活動嚴重受限。一般的 PRICE 原則是利用壓迫方式（Compression）抑制腫脹，但是這種方式有時非常疼痛，此時就可以利用肌內效貼布來消腫。不同原因的踝關節腫痛也可以利用肌內效貼布來消腫，例如關節炎、痛風、跑完馬拉松之後、心臟或腎臟問題所引發的下肢腫脹等。

急性腳踝扭傷

　　方小姐是個忙碌的上班族，常常走在路上不是在講電話就是在低頭回訊息，今天早上正當方小姐準備一邊看手機一邊下樓梯搭捷運的時候，一個踩空腳就扭到了，好險緊急抓住旁邊扶手才沒繼續往下跌倒，但看著疼痛又腫脹的腳踝，只好打電話跟公司請個假，趕緊到醫院報到去。

準備貼布 長度：4格／數量：2 (可剪裁成6條爪狀)

貼紮步驟

| 步驟 ① | 以內踝上緣為錨點，將爪型貼布朝對側拉貼並將分叉的四條貼布平均分散在足背。 |

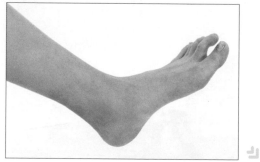

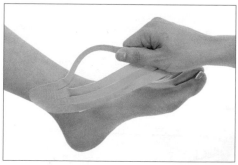

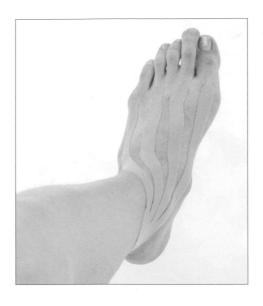

步驟 2 重複上述貼法,將另一條爪型貼布從外踝上緣往對側拉貼。兩條貼布的開叉部份彼此交疊於足背即完成。

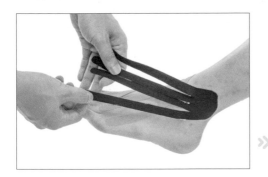

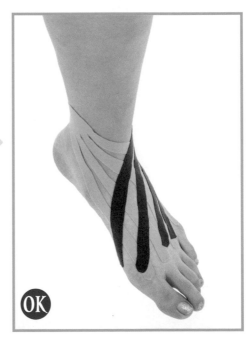

OK

蕭老師專欄

「彈響髖」指的是行走或跑步時，髖關節出現彈響聲（不見得會疼痛），同時感覺到有條索狀組織在髖關節周邊滑動。彈響髖常因髖關節先天性脫位、關節囊鬆弛，髂脛束張力過強、臀大肌前緣張力過高、大轉子產生摩擦或髂腰肌太緊所致。長期下來會造成發炎等問題。一般沒有明顯疼痛，但會覺髖關節不舒服。有些患者會在運動中或運動後出現症狀加劇的現象。此症狀好發於體操、跨欄與舞蹈選手，因為這類運動需要相當大的髖關節活動度，故容易造成彈響髖。肌內效貼布可以改善髖關節循環、緩解疼痛、放鬆髂脛束，促進整體運動表現。

彈響髖

　　曉華是一個熱愛芭蕾的高中生，從小就夢想在大型舞台上演出，而練舞的經驗已經超過了5年，但從上個月開始感覺到右邊髖關節在做大動作的抬腿時，有些疼痛，角度也不像以往那樣大，偶爾還會聽到髖關節在活動的時候有些喀喀的聲音，最近甚至還引發了下背痛的狀況，不得不暫停練習好好地尋求醫師處理。

準備貼布

 長度：3格
數量：2

 長度：8格
數量：1

貼紮步驟

步驟 ① 請被貼紮者側臥，找出髖關節不舒服的位置，通常是最突起的那個點。

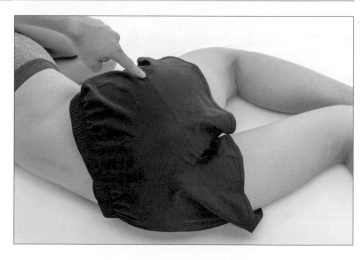

步驟 將燈籠型貼布交叉貼在髖關節，盡量將覆蓋的面積越大越好。

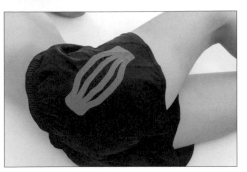 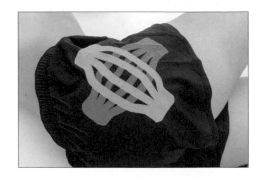

步驟 以膝蓋外側為錨點，將Y型貼布往髖關節方向拉貼 。

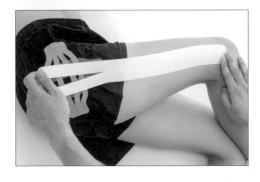

Tips

此時，請被貼紮者側臥，較能找出髖關節的激痛點，通常就是最突起的那個點。

步驟 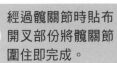 經過髖關節時貼布開叉部份將髖關節圍住即完成。

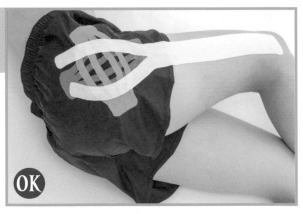

OK

髂脛束症候群

陳哥平時有健身的習慣，對自己的體能也很有信心。近年來國內掀起一股單車熱，陳哥也極有興趣，於是經過朋友介紹買了一台公路車，試沒幾次就興高采烈的參加了挑戰北橫的活動。結果騎不到三分之一就感覺膝關節疼痛萬分，每踩一次都是煎熬，於是不得不放棄挑戰，立即下山就醫。經醫師檢查，膝關節本身並沒有問題，只是大腿外側的髂脛束過於僵緊，過度磨擦膝關節所致。

此例就是車友俗稱的「爆膝蓋」，醫學上稱為「髂脛束症候群」，髂脛束起於臀大肌與髖關節前方的闊筋膜張肌之間，往下沿著股骨外側腱結到脛骨外側。由於髂脛束通過膝關節外側，因此跑步、單車或上下樓梯等重複性動作容易讓髂脛束與股骨外上髁之間產生頻繁的摩擦，造成發炎；嚴重時膝外側會在活動時發出響聲，甚至腫脹或跛行。因此，強力建議車友，為了預防髂脛束症候群的發生，最好在每次上路前以肌內效貼紮鬆弛髂脛束以免影響運動表現。

準備貼布	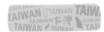	長度：8格 數量：1		長度：2格 數量：1

貼紮步驟

步驟 1 讓被貼紮者側躺，膝蓋微彎，並將貼布錨點固定於膝蓋前側。

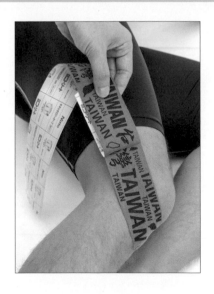

步驟 將I型貼布往上拉貼至髖關節。

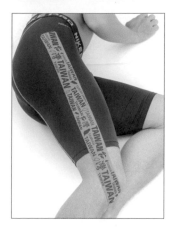

步驟 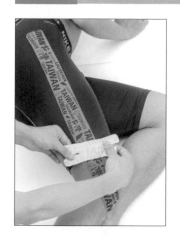 將X型貼布直接貼在痛點上用以舒緩疼痛。

步驟 完成圖

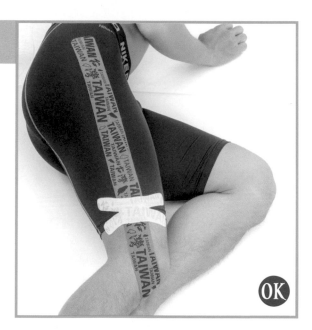

OK

chapter **4**

運動表現篇

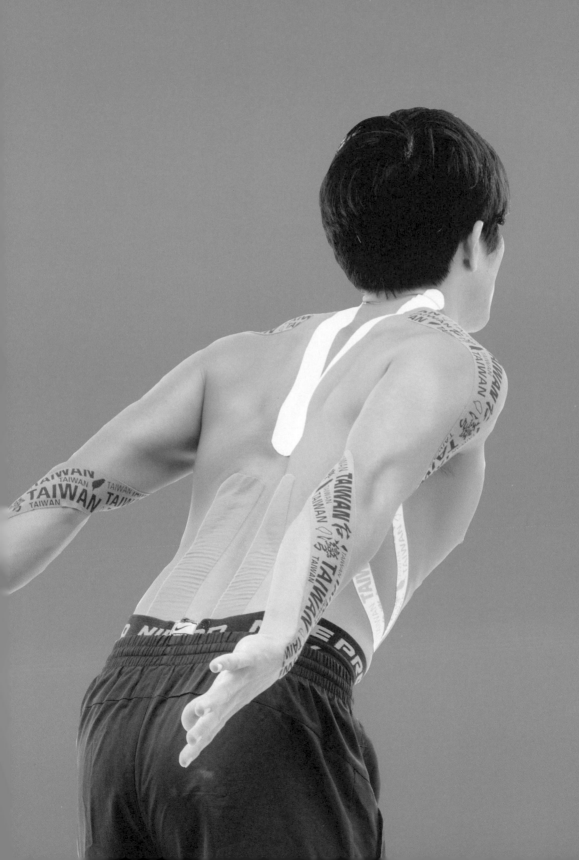

首先「核心肌群」到底是什麼？腹內／外斜肌是核心肌群中很重要的肌肉，也是本次貼紮的重點，但其實核心肌群指的是整個軀幹相關的肌肉，從背肌、腹肌到骨盆的肌群全部都算是核心肌群的成員，甚至某些專業人士還定義只要力線有通過身體中線都叫做核心，其中只要有部分出了狀況，很可能會牽涉到身體其他部位的疼痛；如果學員有核心方面的問題只要先照著圖上的指示，先將腹內／外斜肌貼好，絕對會幫助你在運動的時候「很有感」！

核心肌群鍛練

　　不論是四肢或軀幹在動作之前，人體會透過前饋機制先行啟動核心穩固（尤其是腹內壓），如此才能做出安全、有效率的動作。當我們看到一個流暢的揮拍動作、揮棒動作或是一記漂亮的右鉤拳等，都必須先行穩定且強健的核心穩固才行。最重要核心穩固莫過於腹部肌群與腹內壓。腹部肌群的功能除了讓軀幹產生前彎、側彎、旋轉等動作之外，還扮演了保護脊椎，維持內臟與軀幹的穩定以及鞏固腹內壓的功能。藉由貼布，不僅可以預防腹肌拉傷，更能提升動作協調性與運動表現，可謂一舉數得。

準備貼布

長度：3格／數量：4

貼紮步驟

| 步驟 1 | 請被貼紮者身體稍微後仰。以右腹為例，以恥骨上方為錨點，將I型貼布，以斜向方式往外側拉貼，終點固定在肋骨外緣。 |

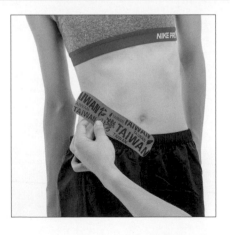

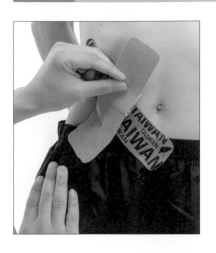

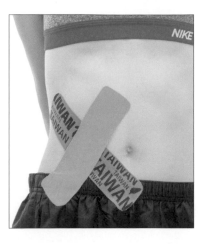

步驟 **2** 以髂前上棘（ASIS）為錨點，將I型貼布往胸骨方向拉貼，讓兩條貼布彼此交叉。

步驟 **3** 兩側腹肌接用同樣方式貼紮即完成。

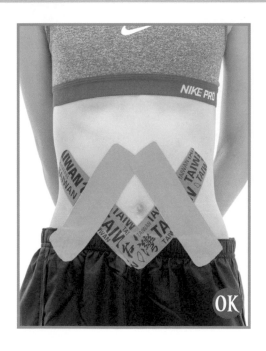

林老師專欄

如何用最少的貼紮達到最大的效果,一直以來都是高深的學問!而此「方塊貼紮」的概念就是利用皮膚「本體感覺」的輸入,好像治療師的手放在被貼紮者的身上去提醒肌肉做動作的概念一樣,以誘發手臂力量,此方法看似很簡單,但其貼紮者必須對人體解剖學與生理學等概念相當熟悉才能有效的運用此貼法。

誘發三角肌力量

　　無論是投籃、爭搶籃板,排球的扣球,網球或羽球的揮拍,棒球的投擲等運動,全都需要用力的揮動手臂,揮臂動作最常用到的肌肉之一就是三角肌。三角肌圍繞著整個肩膀,由後往前,分別連接肩胛骨、肱骨與鎖骨,往下則連結到肱骨的三角肌粗隆,當其收縮時可以將肩關節外展。常見的貼法會將三角肌整個包住,但在健壯的運動員身上,其實只要給予「輕微的感覺輸入」即可提升運動表現,而方塊貼紮就是專為這種反射機制所設計的貼法,與傳統貼紮相比,方塊貼紮更可以大幅減少過度貼紮所引起的過敏或不適。

準備貼布

 長度:1格／數量:3

貼紮步驟

步驟 **1** 找到上臂外側上1/3處的三角肌粗隆,將方塊貼布直接貼上。

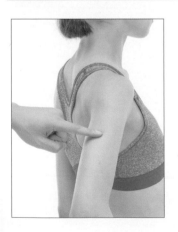

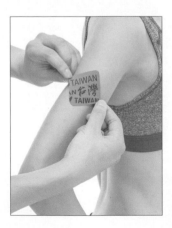

步驟 把手臂向後伸,將第二塊方塊貼布貼在肩膀前方。

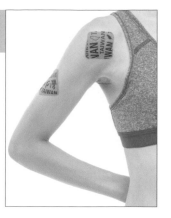

步驟 ③ 請被貼紮者手臂前伸,將第三塊貼布貼在肩膀後緣。

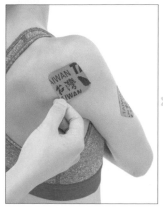 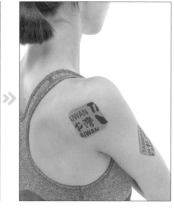

步驟 完成圖。

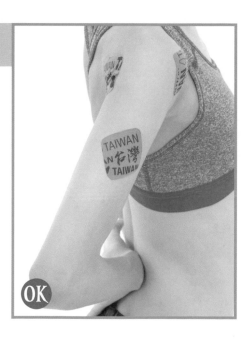

OK

可能是因為強壯的胸肌很帥，也可能是因為練胸肌的方法比較簡單（例如最常見的伏地挺身），又或者是不知道練其他肌肉的方式，所以依照筆者經驗，在健身房內練胸肌的人遠大於練其他部位的人；除了要調整自己的訓練課表之外，更可以藉由肌內效貼布的效果放鬆緊繃的胸大肌，幫助背貼紮者更有效率的調整體態，解除因為胸肌過度緊繃所引發的症狀，是個簡單又實用的方法！但在貼紮的時候要特別注意擺位，才能將貼紮的效果發揮到最大喔！

發達的胸大肌

　　猛男練胸肌可說健身房最威猛的風景之一。但要注意的是過於僵緊的胸肌若加上無力的上背肌時，會讓雙肩會不自主的被拉往前方，反而容易出現肩部活動度受限、肩關節不穩定、呼吸功能與胸廓活動受限等現象，長久下來，還可能引起背部痠痛或肩頸問題。網球正拍，投擲棒球或者排球扣殺等動作，都是容易造成胸肌過度僵緊的動作類型。因此不論平日訓練或正式比賽，都可以利用肌內效貼布隨時放鬆胸大肌，確保肩部和胸廓有最佳的動作機制。

....

準備貼布 長度：4格／數量：1

貼紮步驟

步驟 ① 請被貼紮者手臂向後平舉，將胸大肌先行伸展。

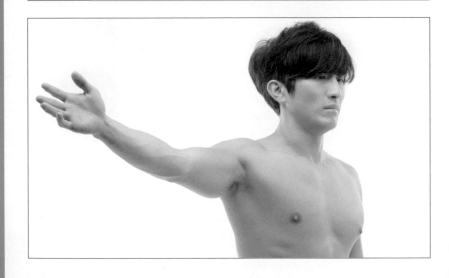

步驟 以肩膀前方為錨點,將Y型貼布的上分叉沿著鎖骨,往胸骨方向拉貼。

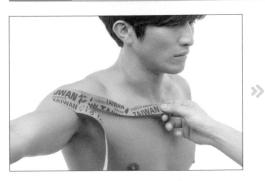 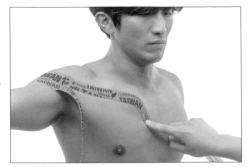

步驟 將Y型貼布的下分叉沿著胸肌外緣,往腳的方向拉貼。

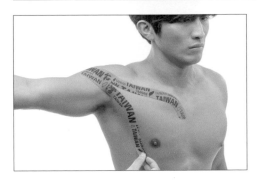

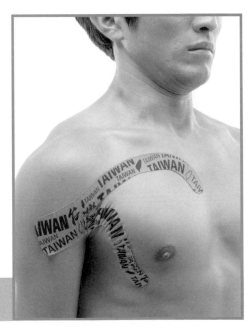

步驟 完成圖(貼布有皺褶為正常現象)

跑步是一種很輕
鬆的運動，不需要
很特殊的裝備，只
要換上運動服即
可出發，而這也是
近年來跑步風氣
盛行的因素之一；
此肌內效貼紮法
針對跑者常見的
髕骨問題用最精
簡有效的貼紮法
做處理，讓跑者可
以舒緩症狀又不
增加跑步負擔；針
對長跑選手常見
的小腿疲勞和緊
繃症狀貼紮，最後
再加上足弓的支
撐以提升整體跑步
經濟性，如果使用
「姿勢跑法」的跑
者會更有感喔！

跑步運動

　　跑步是地球上最多人參與的單項運動。跑步需要適當的肌力、耐力與爆發力。此外，身體的協調性與柔軟度也非常重要。跑步前的暖身是不可或缺的，熱身不足容易在跑步過程中使得肌肉無法適應或承受瞬間的作用力或足底反作用力而受傷。大多數跑步傷害都是因為過度使用所致（Overuse injuries 即勞損），前三名最容易受傷的部位分別為：膝關節、小腿/脛骨與髂脛束。透過貼紮，不只可預防跑步傷害的產生，更能大幅提升跑步效率。

準備貼布 長度：5格／數量：1

長度：4格
數量：1
長度：7格
數量：2

貼紮步驟

步驟 **1** 以髕骨下緣為錨點，將五格Y型貼布往上拉貼，兩條分叉要一內一使順著髕骨內側與外側往上走。

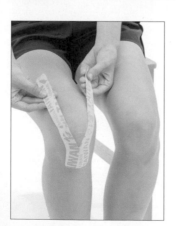 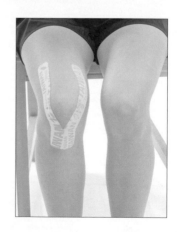

步驟 **2** 將2條七格I型貼布由小腿內外側往腳跟貼。貼布會合於跟腱往跟骨貼上。

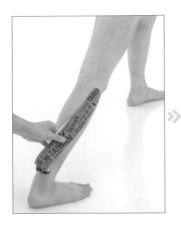 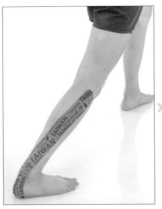 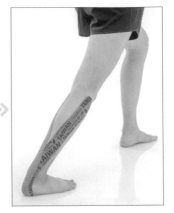

步驟 **3** 將四格I型貼布從中撕開，中間貼於足底，兩端往上拉貼至足背，此貼法有助於強化足弓。

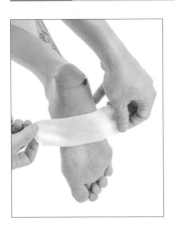

步驟 **4** 完成圖

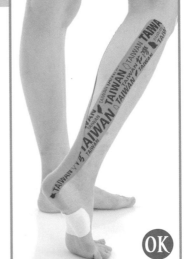

OK

Tips

貼布會合於跟腱，並往下貼於腳底的跟骨，用以促進肌肉收縮。

投擲是一種極需協調性與準確性的技巧，舉凡籃、棒、手、排、標槍、鐵餅或是到夜市丟九宮格，都需要精巧的控制、良好的協調與足夠穩固的核心才能有最好的表現。以上肢來說，投擲過程中肌肉會瞬間強力收縮，手肘內側會承受強大的負荷。因此，預防肘部、旋轉肌群等相關肌肉的傷害是非常重要的。肌內效貼布不僅能提供主要肌群足夠的支撐、預防傷害的發生，還能讓動作更流暢。

投擲運動

　　捲毛是個一般上班族，但同時也是業餘棒球隊的隊長兼王牌投手，每個週末都參與棒球比賽，甚至還利用平常下班到投球練習場訓練自己的投球威力，甚至常常投到手臂受傷；最近遇到了曾在職棒工作過的張教練，才了解到原來投球不是靠蠻力，而是必須運用腿部的力量，帶動腰部最後才到手臂將球投出；重新調整姿勢與肌肉發力順序後，不只球速提升了，更重要的是控球更加精準，手臂也不會因為投球常常受傷了！

準備貼布 長度：4格／數量：2、長度：9格／數量：1

貼紮步驟

步驟 ①	以肩峰為錨點，將4格I型貼布往沿著肩夾棘上緣拉貼，貼在棘上肌上。

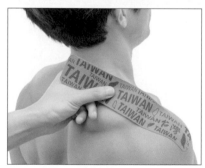

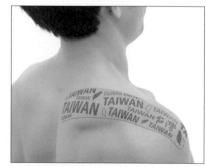

步驟 ② 另被貼紮者手臂向前舉起，以肩峰為錨點，將4格I型貼布往胛骨下角拉貼，貼在棘下肌位置。

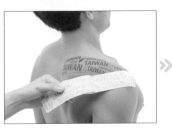 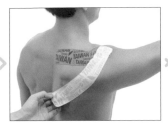 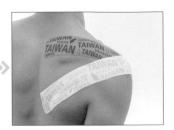

步驟 ③ 以肩膀前方為錨點，將9格I型貼布由上而下環繞手臂；先往後，繞過上臂後方，再從手肘內側往前繞，最後固定於手肘內側。

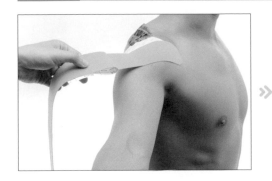 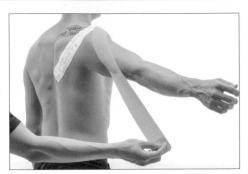

步驟 ④ 完成圖。

 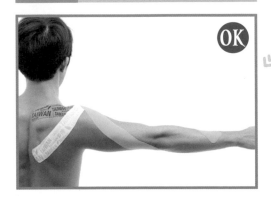

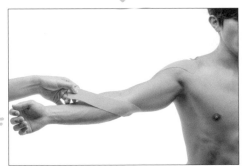

林老師專欄

不論是搶籃板、排球網前攔球、田徑跳高等，往往輸贏就在幾公分；想像一下跳躍的動作，首先雙手要前後擺盪，用以協調節奏與儲存慣性力量，之後再用力起跳。起跳動作除了需要肌力與爆發力之外，還要有足夠的協調性與穩定度才能有好的表現。跳躍時需要倚賴大腿、小腿與跟腱的作用，因此，如何強化這些肌肉就顯得非常重要。強化的方法，除了請專業教練協助之外，平時也可以搭配肌內效貼布一起訓練，肌內效貼布不僅可以促進肌群收縮與提升運動表現，幫能保護膝踝關節，避免運動傷害的發生。

立定跳高

馬哥是一個為了排球而生的男人，從中學時代參加排球隊一直到現在已經是一個小孩的爸了還是時常可以在排球場看到他的蹤影，自從去年在永信杯因為一個攔網沒攔好導致球隊輸球之後，積極的在想辦法提升自己攔網的高度，想避免類似的憾事發生，除了正規的體能訓練之外，藉由朋友的介紹使用了肌內效貼布，發現居然可以比以前跳得更高，而且更省力，更可以舒緩因為打球而造成的舊傷困擾，從此成為肌內效貼布的愛用者！

準備貼布

長度：9格　數量：1

長度：4格／數量：2
長度：7格／數量：2

貼紮步驟

步驟 **1** 讓被貼紮者側躺，彎曲髖關節，盡量將膝蓋往肚子縮以伸展臀部肌肉。

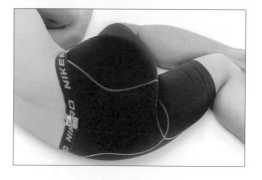

步驟 **2** 將2條4格I型貼布，從骨盆後緣，由上而下，一內一外包覆臀肌外緣。

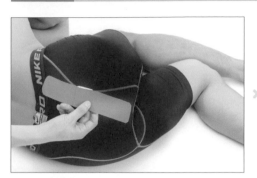
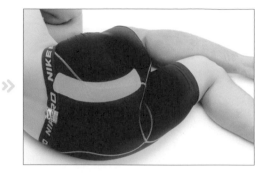
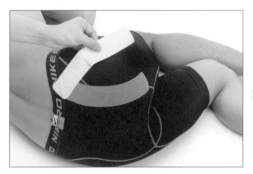
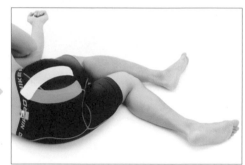

步驟 **3** 讓被貼紮者做一個伸展股四頭肌的姿勢。

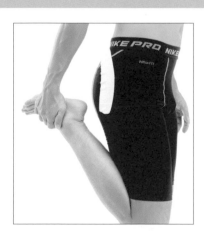

將9格Y型貼布的錨點定位於大腿上方，骨盆前緣為錨點，將Y型貼布由上往下拉貼。

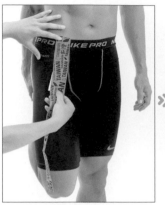

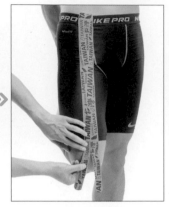

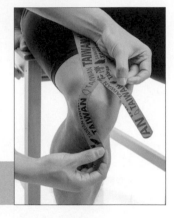

讓被貼紮者坐著，貼布下端的開口處要環繞髕骨。

以小腿上方內、外側為錨點，分別將兩條7格I型貼布由上往下拉貼至足跟下方，兩條貼布的終點彼此交疊。

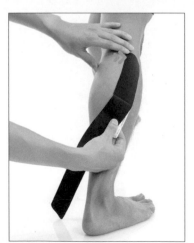

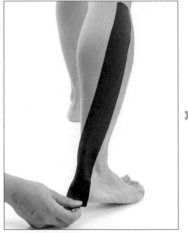

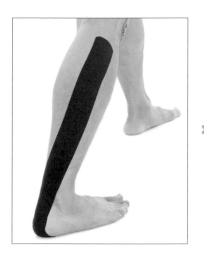 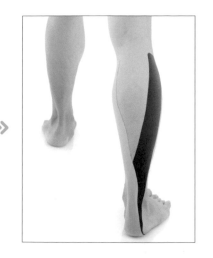

步驟 **7** 完成圖。

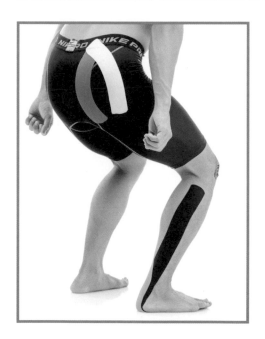 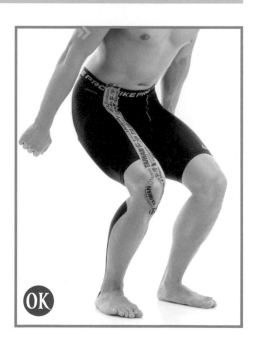

使用者經驗分享

案例一　永和小明

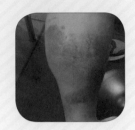

32 歲男子在打籃球時小腿遭嚴重撞傷，當下立即瘀青並快速腫脹，完全無法走路。使用肌內效貼布三天後，腫脹消除 50%，下肢活動也輕鬆許多。實際體驗肌內效貼布之後，小明先生對貼布的消腫功能直說不可思議！

案例二　台北蔡小姐

懷孕 30 週的蔡小姐，因為體重的關係，肚子經常覺得不舒服，腰部異常痠痛。平時不論或躺或坐都渾身不自在，久站更令人無法忍受。坊間專門給孕婦用的束腹帶，由於太過厚重且容易滑脫，因此也幫不上忙。朋友推薦肌內效貼布試試，才貼上去沒多久，走起路來肚子與腰背就輕鬆很多。由於肌內效貼布有極佳的透氣性，因此長

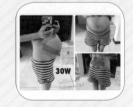

時間使用也不會悶熱。蔡小姐在臉書上分享使用心得，結果在媽媽群組中引發搶購的熱潮。

參考文獻

1. 曾同熙, 李蕙如, 黃思樂, et al. 肌內效巧手貼. 社團法人中華肌內效協會. 2011.

2. 張曉昀, 李元淵, 張耘齊. 肌內效貼紮在生物力學及運動表現的效應: 系統性回顧. 華人運動生物力學期刊. 2012(6):21-28.

3. Chang W-L, Shih Y-F. 肌內效貼紮對於急性頸部疼痛患者疼痛與頸部活動度之短期療效探討. Journal Of Formosa Physical Therapy. 2011.

4. Kase K, Hashimoto T, Okane T. Kinesio perfect taping manual. Kinesio Taping Association. 1996.

5. Kase K, Wallis J, Kase T. Clinical therapeutic applications of the Kinesio Tapiing Methods. (2nd ed.). Tokyo, Japan: Ken Ikai Co. Ltd. 2003.

6. Kase K. Illustrated Kinesio Taping Manual. 2nd. Tokyo: Kent-Kai. 1997:p.7-12,60-11.

7. 王瀅瑄, 程珮敏, 陳若佟, 顏威彰, 官大紳, 洪章仁. 貼紮治療對肌筋膜疼痛症候群的療效: 前驅研究. 台灣復健醫學雜誌. 2008;36(3):145-150.

8. 蔡涵如. 肌內效貼布是否可取代治療乳癌術後淋巴水腫之減腫脹淋巴治療法中的繃帶? 臺灣大學物理治療學研究所學位論文. 2005:1-109.

9. Kumbrink B. K-Taping: An Illustrated Guide-Basics-Techniques-Indications: Springer; 2014.

10. Phillip Page, Clare Frank, Robert Lardner: Assessment and Treatment of Muscle Imbalance:The Janda Approach

chapter 5

附錄

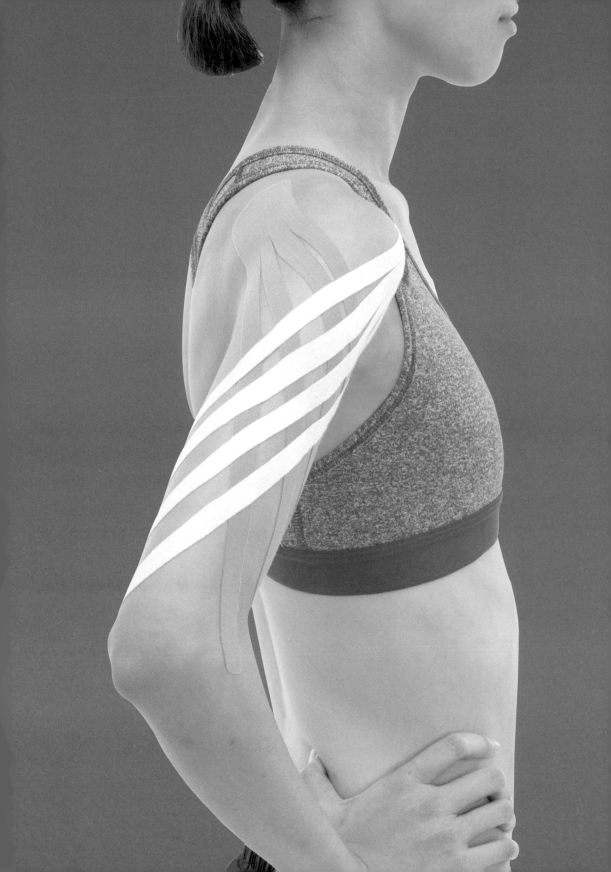

肌內效貼布的誕生

　　肌內效貼布（Kinesiology tape）是1981年由日本日東電工株式會社（Nitto Denko Corporation）與日籍醫師 加瀨建造（Dr. Kenzo Kase）所共同研發，並於1985年在日本正式上市。從第一卷貼布上市至今，所有肌內效貼布都由日東電工在日本以ISO9001生產標準製造，至今31來已行銷全球五大洲。

　　肌內效貼布的名稱來自於肌動學（Kinesiology），因為肌動學（Kinesiology）所研究的是「影響人體動作之力學與解剖機制」，肌內效貼布的功能正是「藉由牽拉筋膜、以及刺激感覺受器的方式，提升人體力學與動作表現。」因此就將這項劃時代的產品命名為「肌內效貼布」。

　　肌內效貼布早期主要運用在運動領域或醫療院所，用來改善關節功能障礙、肌肉痠痛或各類腫脹問題，然而歷經31年的發展，肌內效貼布已廣泛運用於醫療、運動與日常保健，如今肌內效貼布已行銷世界五大洲數十個國家，世界每個角落都有肌內效貼布的愛好者，運動員、醫療工作者與科學家，不斷地使用它、研究它，並有相關學術期刊佐證貼布的效果，更讓此貼布大獲好評

　　日東電工有日本業界最嚴格的品管制度，所有產品、每個批號必需通過嚴密測試才能上市銷售。日東電工完全貫徹日本職人精神，這也是日東肌內效貼布能夠穩站全球市佔率龍頭的關鍵。2015年日東電工歷經31年的研究及創新，推出新一代肌內效貼布「肌內效EX」，這是目前世界上等級最高、品質最優的貼布，舉凡布料的彈力比、回彈性、透氣度與防水性，甚至是粘膠的黏著度與抗過敏性等各項特質，都優於前一代產品！為服務廣大的貼布愛用者，讓國人享用這項高科技產品，中華肌內效協會為「肌內效EX」更規劃一系列教育訓練課程，全面提升貼紮技術。

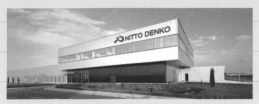

位於日本東北的日東電工工廠，是全世界唯一的肌內效貼布生產與研發中心

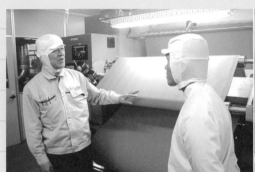
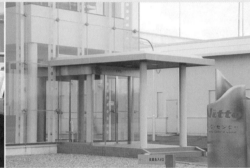

日本日東電工公司堅持每一卷貼布都是在這裡製造，所有流程與環境要求都比照世界級高科技標準，這也是肌內效貼布是目前世界上品質最優良的貼布，其製造標準是使用者所無法想像的

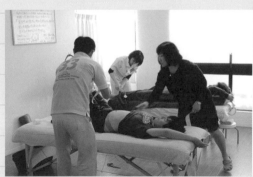
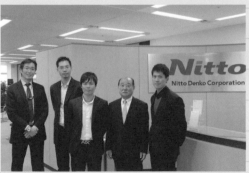

在日本有專門使用肌內效的診所，主要藉由肌內效貼布改善生活中的疲勞痠痛與運動傷害等問題；此照片為日本肌內效講師 增田美佐子與增田大輔在其診所為病患進行肌內效貼紮。

攝於東京日東公司總部，從左而右分為：日東部長吉田豐、中華肌內效協會總監 鄭暐，中華肌內效協會前副秘書長 陳昶綸、日本肌內效總代理中島靖武、中華肌內效協會副秘書長 林冠廷

肌內效貼布在台灣

1997年藉由亞洲飛躍羚羊 紀政女士引進台灣，從此在台灣的醫療界：如骨科，復健科等科室；及體育界：如籃球、田徑與路跑等運動，都可以普遍看到肌內效貼布被廣泛使用，且效果評價都很高。

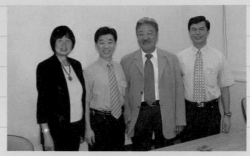

肌內效在台灣推行的早年，日籍醫師 加瀨建造 (Dr. Kenzo Kase) (右2) 到紀政理事長辦公室合影留念，照片左1為中華肌內效協會理事長 紀政女士，照片左2為前全國物理治療聯合會理事長 吳定中先生，照片右1為中華肌內效協會秘書長 鄭樹恩先生

社團法人中華肌內效協會

「社團法人中華肌內效協會」成立於2008年，長期在台灣推廣肌內效貼紮教育。近年中華肌內效協會更建立國際貼紮技術系統與支援國內各項運動賽事的貼紮服務，讓貼紮教育更深入民眾與學術界，在中華肌內效協會的長期推廣下，各級學校、機關團體都已普遍學習肌內效貼紮技術。

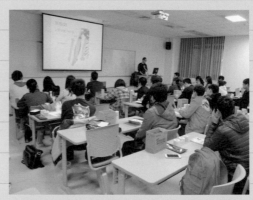

中華肌內效協會定期舉辦各級認證課程及專業課程。推廣肌內效貼紮並培養各個領域的貼紮新秀。

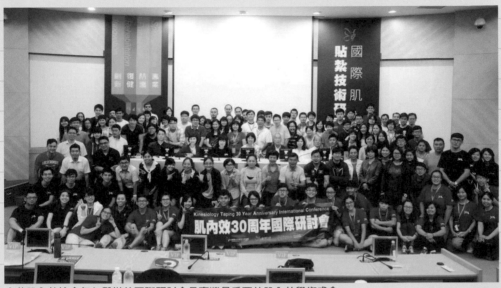

中華肌內效協會每年舉辦的國際研討會是臺灣最重要的肌內效學術盛會。

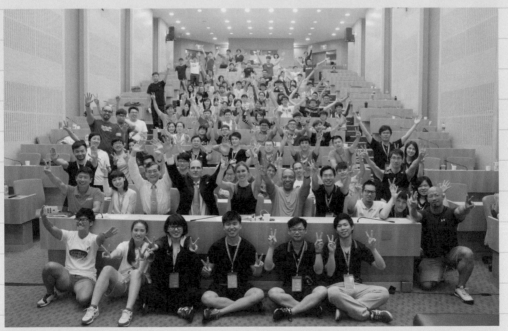

除了肌內效貼紮的課程，中華肌內效協會也在 2015 年起邀請美國芝加哥 Rebound Athletic 團隊，來台舉辦「美國職業選手運動防護研習營」，分享從骨科、物理治療到運動傷害防護的團隊合作經驗。

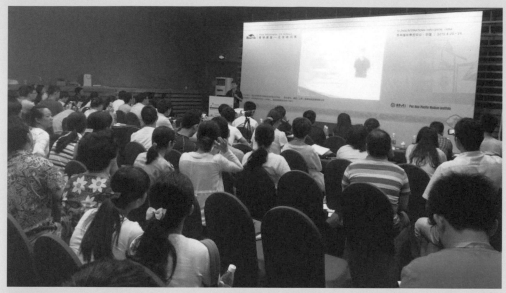

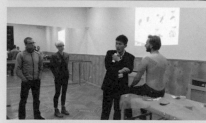

↑近年來大陸地區肌內效貼紮發展風氣非常的興盛，越來越多醫院也可以見到肌內效貼布的蹤影，中華肌內效協會也受邀到北京、上海、廣州和蘇州等地區授課；甚至還受邀在「2015 國際物理醫學與健康醫學學會發展中國家峰會 ISPRM」的講台上，向全國各地康復治療專家講授肌內效貼紮應用課程，廣受肯定。

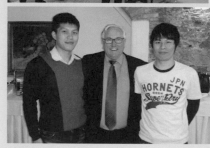

↖←透過奧運比賽的轉播，大家可以發現在歐洲地區肌內效的使用也是非常的熱門，在醫院也是常見的輔助治療器材，在學術界甚至有肌內效專門的國際研討會。左圖中，位於中間的人為 Dr. Sliwinski，是波蘭醫院院長，也是國際肌內效研討會創辦人，每兩年固定邀請德國、西班牙、捷克、法國、波蘭、英國、比利時、馬來西亞、台灣等國家數十個國家共同探討肌內效相關議題，而中華肌內效講師 林冠廷也受邀在「波蘭 2014 國際肌內效研習會」其中分享台灣肌內效發展與貼紮技術。

　　在未來，中華肌內效協會將更致力於推廣肌內效貼布相關的服務，不只是在台灣各地，更放眼於亞洲，甚至是全世界，讓每一位民眾都能藉由肌內效貼布而受惠；在此同時，中華肌內效協會也將持續的整合海內外各專業技術，不只擁有最優異的貼布產品，更在專業知識與技術上不斷的精益求精，期許能帶給國人最優異的服務。

文經社

■health 6

肌內效魔法貼

作　　者｜林冠廷、蕭宏裕
總 經 理｜李光祥
主　　編｜謝昭儀
編　　輯｜邱紘益
校　　對｜林冠廷、謝昭儀、蔡安、鄧景譯
模 特 兒｜張育瑋、林伊真、陳昶綸、劉旅榕、陳功秉
封面設計｜周家瑤
美術設計｜何仙玲
出 版 社｜文經出版社有限公司

總社‧業務部

地　　址｜241 新北市三重區光復一段61巷27號8樓之3（鴻運大樓）
電　　話｜(02)2278-3158、2278-2563
傳　　真｜(02)2278-3168
E－mail｜cosmax27@ms76.hinet.net
印　　刷｜韋懋實業有限公司

法律顧問｜鄭玉燦律師
電　　話｜(02)291-55229

發 行 日｜2016年10月 初版一刷
　　　　　2023年10月 初版八刷
定　　價｜新台幣 280元

國家圖書館出版品預行編目(CIP)資料

肌內效魔法貼 / 林冠廷、蕭宏裕作. -- 初版.
-- 新北市：文經社, 2016.10
　面；　公分. -- (文經家庭文庫)
ISBN 978-957-663-752-0(平裝)
1.運動傷害 2.外用藥

416.69　　　　　　　　　105015023

貼紮的原則要符合科學，但其執行的過程卻充滿藝術。

—王百川

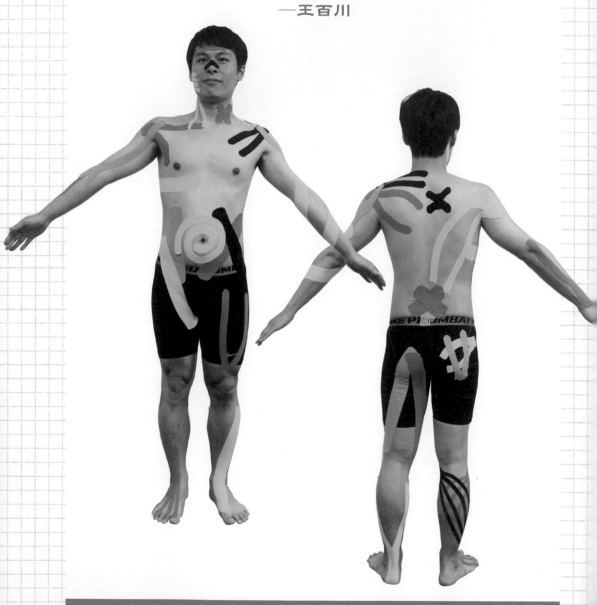